Esclerosis Múltiple

El camino de un paciente para tratar de detenerla

Dani Paschkes

CONTENIDO

Descargo de responsabilidad / Disclaimer

El contenido de este libro no sustituye en ningún caso la consulta a un profesional de la salud.

Cualquier idea que se obtenga a partir de la lectura de este libro debe siempre ser consensuada con un profesional de la salud, quien debe dar el visto bueno para cada caso particular.

Lo descrito en este libro es fruto de un camino personal y de una persona en particular. El hecho de que su contenido pueda serle de utilidad a esta persona no significa que esta misma línea de trabajo pueda extrapolarse al resto de la población.

El autor no es un profesional de la salud y no puede recetar ni prescribir tratamientos de ningún tipo.

Si usted padece algún problema de salud de cualquier índole, debe consultar siempre con su médico antes de realizar cambios que puedan afectar a su salud.

Incluso si usted es una persona que está sana o cree que lo está, debe igualmente acudir a su médico para hacer revisiones de forma regular.

La genética carga el arma pero el ambiente aprieta el gatillo.

Judith Stern

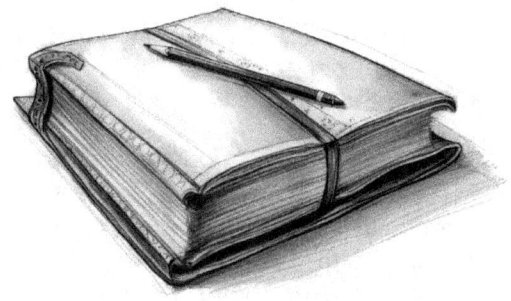

ANTES DE EMPEZAR

¿A quién va dirigido este libro?

El principal objetivo que tenía en mente cuando empecé el proyecto de "Paleolítico Feliz" era llegar a aquellos pacientes que buscan conocer un camino alternativo o complementario para los problemas de salud crónicos.

Escribí mi primer libro titulado "Acerca del desajuste evolutivo" en el que hablaba sobre la afectación del ambiente moderno en nuestra salud. Trataba de explicar cuáles podrían ser las principales causas ambientales de muchas enfermedades de la civilización moderna.

Este libro es exactamente lo mismo, pero centrado en la esclerosis múltiple. Así, su lectura va dirigida a todas aquellas personas que directa o indirectamente están padeciendo esta enfermedad y mantienen la esperanza de que pueda existir una manera de luchar contra ella.

Va dirigido a aquellas personas que aceptan frases del estilo "algo estamos haciendo mal" sin ofenderse ni sentirse atacados. Personas dispuestas a trabajar de forma disciplinada en su salud, abiertas a realizar cambios en su estilo de vida, en el caso de que consideren que los argumentos y las explicaciones que aquí encontrarán, sean convincentes.

Va dirigido a los pacientes que tienen la capacidad de empoderamiento en lo que se refiere a su salud y no tienen problemas para cuestionar, si es necesario, los dogmas socioculturales que nos impone el mundo moderno.

Si eres un paciente de EM y piensas que nuestro estilo de vida podría tener algo que ver con el desarrollo de la enfermedad, este libro es para ti.

Acerca de mí

Algo que debes saber, especialmente debido a que este libro habla sobre salud, es que yo no soy médico, biólogo ni nada similar.

Yo no soy un profesional de la salud.

Es algo en lo que hago hincapié continuamente en mis vídeos o en el blog, y existen diversas razones para ello.

Creo que el lector debe saberlo, especialmente debido a que mis opiniones acerca de la salud pueden ser diferentes a las de la corriente dominante u oficial. No digo que lo sean, sino que lo pueden ser.

Yo me siento en el otro lado de la mesa, soy un paciente. Padezco una enfermedad que muchos médicos, aunque no todos, afirman que no tiene cura. Padezco esclerosis múltiple secundaria progresiva.

Ocurre que a diferencia de la corriente oficial, yo creo que sí tiene solución. En mi opinión, se trata de una enfermedad que se puede trabajar. Otra cosa muy distinta es qué debe hacerse o cómo debe ser este trabajo.

Me han impartido unos cuantos cursos acerca de diferentes temas relacionados con la salud. Algunos de alimentación vinculada a las enfermedades autoinmunes o a la inflamación, de cronobiología, acerca de la EM, etc. También he leído unos cuantos libros acerca de diferentes temas dentro de la medicina, la biología o la EM. Por otro lado, un día me acerqué a la corriente paleo y comencé a leer acerca de la evolución humana, el desajuste evolutivo y este tipo de cosas que por cierto, me apasionan.

Estos últimos hicieron que modificara el ángulo a través del cual veía la salud, especialmente con relación a muchas de las enfermedades crónicas, que en general, pasé a entenderlas como un desajuste evolutivo.

Si no conoces este término, desajuste evolutivo, quiere decir que existe un desajuste entre el ser vivo y su ambiente, que acaba por tener consecuencias. Un desajuste que podría estar detrás de muchos problemas de salud de una civilización.

La cuestión es, que soy una persona que ha desarrollado una visión de la EM que difiere, si se quiere decir así, de una versión oficial que considero dominante.

Aunque digo que es diferente, no necesariamente debe serlo.

Yo obtengo la información de fuentes en las que confío, como por ejemplo estudios o trabajos publicados que doy por válidos entendiendo que los científicos que han trabajado en ellos, saben mucho más que yo.

Lo que piense la medicina convencional acerca de si son correctas o no las conclusiones a las que puedo llegar, o la validez de cada pieza de información por sí sola, me tiene sin cuidado.

Entiendo que si la versión oficial coincidiera con mi enfoque, deberían haberme dado unas pautas de salud que en todos los años de enfermedad, nadie me ha dado. Mi lógica dice, por tanto, que la versión oficial debe ser diferente a mi manera de ver y de enfocar la EM.

De hecho, sí que me han enseñado pautas de salud compatibles con mi manera de pensar, siempre a través de cursos monográficos o libros especializados, por parte de lo que yo considero la "nueva escuela" dentro del campo de la salud y la medicina. Una corriente no tan vinculada a los grandes laboratorios farmacéuticos como lo es la oficial. Una "nueva escuela" que además tiene muy en cuenta aspectos vinculados a nuestra naturaleza evolutiva.

La cuestión es, que a día de hoy, me he formado mis propias ideas acerca de cuáles podrían ser las causas de una EM y de qué manera podríamos trabajar en evitarlas.

Es el camino que hace algunos años opté por tomar y puedo decir que estoy muy contento con los resultados obtenidos, al menos hasta ahora.

Es imposible asegurar al 100% que mi estado de salud se deba a mi manera de trabajar la enfermedad. Tal vez sea un tipo con suerte o se deba a otros motivos que desconozco, pero no sólo tengo mi EM detenida desde hace unos años, sino que poco a poco estoy mejorando mi movilidad. Todavía se nota perfectamente que tengo un problema cuando camino o cuando me muevo, pero cada vez que me comparo con unos 6 meses atrás, el problema parece ser algo menor.

Esto no significa que no pueda caer en cualquier momento, aunque tengo que decir que no estoy para nada preocupado. Todo lo contrario, tengo ilusión en que dentro de unos años haya dejado atrás esta enfermedad.

Soy una persona que considera que el enfoque que hace la medicina convencional para luchar contra las enfermedades crónicas no es, en muchos casos, el más acertado. El ángulo con el que yo las veo es algo distinto. Hay que decir, que ambas perspectivas de enfoque pueden ser perfectamente compatibles o complementarias entre sí.

Pienso que los puntos de vista diferentes deben ser compartidos para que aquellos que quieran aprender algo nuevo, puedan tener la oportunidad de lograrlo.

Sólo podemos aprender y crecer si la información que nos llega es diferente a la que ya tenemos. Cada vez que nos dicen lo que ya sabemos, no nos están aportando nada y continuamos en el mismo punto en el que nos encontrábamos dentro del conocimiento.

No podemos esperar resultados distintos si no cambiamos aquello que hacemos y yo propongo realizar algún cambio y trato de justificarlo.

Es por todo esto que decidí escribir este libro. Quería presentar el ángulo con el que veo una enfermedad que cada vez está más presente en nuestra sociedad, y que en algunos países, la prevalencia es realmente preocupante.

A mí me costó mucho trabajo llegar hasta donde he llegado. He dedicado mucho tiempo y energía en cursos, libros y otros recursos de aprendizaje.

Este podría ser el libro que me hubiera gustado leer acerca de la EM, una vez comprendí el concepto de desajuste evolutivo moderno.

Creo firmemente que los afectados de esta enfermedad deberían conocer las ideas presentadas en este libro, al menos tener la oportunidad de conocerlas.

Una vez las conozcan, tendrán la oportunidad de decidir si transitan a través del mismo camino, si lo descartan o si cogen alguna idea para confeccionar el suyo propio.

Uno de mis proyectos personales consiste en compartir a través del blog, en YouTube y en libros como este que tienes en las manos, esta manera que tengo de ver y enfocar la salud.

En este caso, se trata de la EM.

De verdad espero que puedas sacar ideas que puedan serte de utilidad.

¿Qué pienso de la medicación?

Es habitual que los pacientes de una enfermedad como la EM formen grupos en los que comparten experiencias, inquietudes, consejos, ideas y otros temas vinculados a la enfermedad.

Es común que salga el tema de la medicación. ¿Qué medicación tomáis? ¿Con qué frecuencia? ¿Alguien no toma medicación? ¿Si no la toma, cuál es el motivo? Y muchas otras cuestiones más.

Voy, por tanto, a escribir unas líneas acerca de lo que pienso sobre los medicamentos en EM.

Para empezar, debo decir que mi opinión acerca de las grandes farmacéuticas no es buena. Yo lo veo como un sector empresarial en el que prima el beneficio económico. Las grandes farmacéuticas no son organizaciones sin ánimo de lucro. Además, la medicación que se administra a los pacientes de EM no es precisamente barata. Tal vez esté equivocado, cada uno es libre de pensar lo que quiera, pero yo creo que existe negocio con ánimo de obtener beneficio y repartir dividendos entre los accionistas.

De estar en lo cierto, haría que la mejor situación existente para el fabricante de un medicamento sea una en la que el paciente para encontrarse bien necesite tomar de por vida esa medicación. Si el paciente se cura y por tanto deja de consumir el medicamento, entonces dejará de ser cliente. Si por el contrario el paciente no mejora, se le dejará de administrar ese medicamento perdiendo un cliente que podría irse a la competencia. Por tanto, como empresario creo que lo más rentable es una medicación que sea efectiva pero solamente durante el periodo que se administra y que si el paciente deja de tomarla, regresen los síntomas. De esta manera tendremos a los pacientes siempre con nosotros.

Quiero dejar claro que en ningún momento incluyo en el saco de las farmacéuticas a todas esas personas que trabajan con los pacientes y los atienden, ya sean de EM o de cualquier otra enfermedad. Ni a todas esas personas que investigan y tratan de entender el funcionamiento de nuestro cuerpo. Ni siquiera a los investigadores de las grandes farmacéuticas a las que estoy criticando.

Lo que estoy diciendo, es que en mi opinión, lo que está mal es este sistema que hemos construido entre todos. Un sistema que está basado en ganar dinero, por muy buena voluntad que tengan los individuos de forma individual.

Esto nos lleva al segundo punto.

Como los laboratorios farmacéuticos nos quieren como clientes, buscarán la manera de producir medicamentos que funcionen, tratando que seamos dependientes de ellos. Nos encontraremos bien mientras tomemos esa medicación.

Existen muchos medicamentos para la EM y continuamente están apareciendo nuevos. La investigación es continua. Si a esto juntamos la experiencia y el rodaje de los médicos que tratan la EM, tenemos la esperanza de que puedan dar con una medicación que pueda ser óptima para cada uno de los pacientes.

Es frecuente que a un paciente se le administre una medicación y dependiendo de los resultados observados, se cambie por otra. Se trata de encontrar aquel medicamento que funcione mejor para cada uno.

El que la EM sea muy compleja y que cada individuo sea único, hace razonable que no se acierte siempre una medicación a la primera y se tengan que hacer ajustes en función de los resultados observados. Al margen del trayecto que sea necesario recorrer hasta dar con el medicamento óptimo, un camino en el que el paciente sufre y el profesional aprende, es algo que deberíamos ver como algo positivo. Se supone que puede ser positivo, porque a medida que hacemos ajustes en el tratamiento, podemos encontrar una medicación que haga que la EM tenga un desarrollo más lento o incluso que se detenga sin avanzar.

Tenemos, por tanto, una cosa mala que es el ánimo de lucro y las estrategias empresariales y también algo bueno, que es una detención del avance de la enfermedad.

La EM es una enfermedad autoinmune, más adelante veremos qué significa esto. La cuestión es que la gran mayoría de los medicamentos son inmunosupresores. Están orientados a reducir la actividad del Sistema Inmunitario. La idea es que si reducimos su actividad, los ataques a nuestro cuerpo serán menores o tenderán a reducirse. Esto suena bien, pero tiene su contrapartida, ya que nuestro Sistema Inmunitario es necesario para protegernos en diferentes situaciones, por tanto, si tomamos inmunosupresores podremos estar más predispuestos a coger una infección, por poner un ejemplo. Utilizando otras palabras, diríamos que tiene efectos secundarios.

Aquí deberíamos hacer un balance entre los beneficios de un medicamento y sus efectos secundarios. Dependiendo de hacia dónde se incline la balanza, tomaremos la decisión de continuar con él o estudiaremos alguna modificación en el abordaje terapéutico.

Hay que decir que la medicación destinada a pacientes de EM acostumbra a tener bastantes efectos secundarios, siendo uno de los principales motivos por los que es tan habitual que se deje y se sustituya por algún producto similar. Yo no me medico, por lo que con relación a la medicación no puedo hablar por experiencia propia, pero es lo que veo en muchos compañeros de enfermedad.

La EM puede venir en forma de brotes. Esto quiere decir que puede ser que durante una temporada esté detenida y durante otra le de por fastidiarnos reactivando los ataques a nuestro Sistema Nervioso Central.

En mi opinión, puede ser vital disponer de una medicación durante un periodo de brotes ya que ayudaría a impedir que se produzcan daños mayores. Si tenemos un brote podríamos reducir las consecuencias de la actividad del Sistema Inmunitario mediante la medicación, hasta que ese periodo finalice y nuestro ejército autoinmune se vuelva a tranquilizar. Los daños ocasionados se supone que serían más pequeños.

En este sentido, disponer de una medicación acorde a nuestro caso particular puede ser una auténtica maravilla.

Pero evitar o reducir los efectos de los brotes, es algo que está algo lejos de curar. Está muy bien destinar energía en que los brotes no nos dañen o que sus daños sean menores, pero lo encuentro insuficiente. No debemos conformarnos con eso. Los pacientes deberíamos trabajar en que estos brotes no lleguen a producirse.

Debemos buscar la manera para que en nuestro organismo cesen los ataques, que la guerra sea sustituída por la paz para que nuestras neuronas dejen de ser atacadas. Es lo que yo llamo el alto el fuego y en lo que se basa el abordaje que propongo en este libro.

Todos aquellos que estén tomando medicación, sea cual sea, deben tener esto en mente y ser conscientes de que si trabajan al 100% todo lo que explico en el libro, suponiendo que funcione ese trabajo, los resultados pueden necesitar de mucha disciplina y tiempo. Por tanto, no deben dejar de tomar los medicamentos que les hayan sido prescritos "a lo loco" y por supuesto sin haberlo consensuado con el médico o profesional que lleve cada caso particular.

Volveré a recordarlo al final del libro.

Acerca de las referencias científicas

Como autor de este libro, puedo asegurar que he puesto mi más sincera ilusión, esfuerzo y energía en él.

He tratado de justificar mis palabras mediante referencias a trabajos realizados por la comunidad científica.

Llevar a cabo estudios científicos de calidad puede ser muy costoso en recursos humanos, económicos y en tiempo. Además, pueden resultar imposibles de llevar a cabo "in vivo" y en humanos, por lo que muchos tienen como sujetos a animales o se realizan "in vitro". Además, existen muchas variables de compleja interpretación, así como los llamados factores de confusión. Por otro lado, los análisis y las estadísticas realizadas pueden contener errores, llegar a conclusiones equivocadas, estar sesgadas o peor aún, estar financiadas con la intención de obtener unos resultados que apunten hacia un interés en particular.

Dada esta complejidad, existen cursos enteros dedicados exclusivamente a la interpretación de estudios científicos.

En este sentido, estoy "vendido". No tengo los medios ni económicos ni humanos para verificar minuciosamente cada uno de los documentos a los que hago referencia, por lo que no puedo verificar la calidad de los mismos. Debo confiar en ellos.

Espero que comprendas que siendo una sola persona física la que realiza absolutamente todo el trabajo, desde la escritura hasta la maquetación de este libro, pasando por las ilustraciones, así como la recopilación de referencias, es complicado aumentar la calidad de estas referencias.

La principal intención que he tenido al incluirlas, es transmitir que no invento mis palabras.

Si estás interesado en un aspecto en particular, tienes a tu disposición las búsquedas de PubMed[1], la más importante base de datos de carácter médico, donde podrás encontrar todos los documentos científicos y más recientes que se han publicado.

Gracias por tu comprensión.

---

[1] https://pubmed.ncbi.nlm.nih.gov/

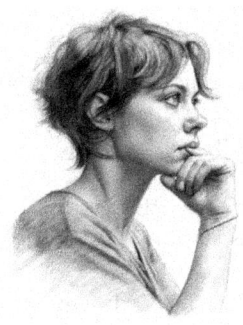

ENTENDIENDO LA EM

Introducción

Lo primero que tenemos que hacer si vamos a hablar de una enfermedad, es conocer en qué consiste esta enfermedad. Tener alguna idea de qué es lo que ocurre en nuestro cuerpo y por qué ocurre.

Esto que puede parecer algo tan obvio, no siempre es así. Tengo muchos compañeros dentro de la EM que desconocen totalmente en qué consisten unos problemas de salud, que en muchos casos, afectan de forma muy importante a su vida diaria.

Por otro lado, como paciente empoderado que me considero, tengo un enfoque algo diferente de lo que se acostumbra a explicar a los pacientes. No es que se trate de algo distinto, hablamos de la misma enfermedad, sino que al enfocar la salud desde una perspectiva distinta, puedo dar más importancia a unas fases de la enfermedad o a unas partes de nuestro organismo que a otras.

Para poder justificar mi punto de vista, es decir, el ángulo a través del cuál enfoco esta enfermedad, y que tenga sentido el que un paciente se plantee incorporar lo que se describe en este libro a sus estrategias de trabajo para luchar contra la EM, considero importantes dos cosas.

En primer lugar se tiene que entender, aunque sea por encima, la versión oficial de lo que es una EM. Con esto me refiero a lo que nuestro médico nos acostumbra a responder cuando le hacemos preguntas del tipo: ¿Qué nos pasa a los pacientes de EM? ¿Qué es lo que ocurre en nuestro cuerpo? ¿Por qué ocurre?

En segundo lugar, habiendo entendido lo que generalmente nos dicen, pasaré a explicar la manera en que enfoco yo la enfermedad. Vendría a ser lo mismo pero añadiendo algunos aspectos que no se acostumbran a abordar en consulta.

No lo abordan los pacientes, que como es normal desconocen muchos aspectos de nuestra anatomía y nuestra fisiología, sino que tampoco es abordado por los profesionales. En mi experiencia, cuando ha salido el tema, siempre ha sido porque lo he sacado yo, por ejemplo a raíz de alguna pregunta que he formulado al profesional que me estaba atendiendo.

Habiendo explicado el ángulo que yo tengo en cuenta para enfocar la EM, cambiarían las respuestas a las tres preguntas: ¿Qué nos pasa a los pacientes de EM? ¿Qué es lo que ocurre en nuestro cuerpo? ¿Por qué ocurre?

No se invalidará lo que respondieron los médicos, pero podremos ver que las cosas son algo más complejas de lo que podíamos pensar en un primer momento.

Veremos que las respuestas son a la vez similares pero algo diferentes. La razón de esto es que tendremos más información, dispondremos de más datos con los que podremos construir nuevas respuestas y tal vez, al menos en mí opinión, más ajustadas a la realidad de una EM.

Aunque el paradigma pueda ser el mismo, el ángulo con el que estoy mirando es distinto. Ya verás que aparecerán nuevas preguntas que carecen de sentido formular si no tenemos todas las piezas del puzle o si no hubiéramos cambiado el punto de observación.

Lo iremos entendiendo a lo largo del libro.

Lo que nos dicen

Empecemos con la parte oficial. ¿Qué es lo que nos cuentan acerca de la EM?

Si tuviéramos que resumir en una sola frase y de una manera muy resumida y simplificada lo que es, se podría decir que la EM es una enfermedad autoinmune en la que se ven dañadas nuestras neuronas.

Una parte de las neuronas es atacada y por tanto dañada, lo que impide que la señal pueda viajar correctamente a través de ellas. Al estar dañada esta parte de las neuronas, la señal viaja más lentamente, incluso podría llegar a interrumpirse del todo en aquellos casos en los que la neurona está muy afectada.

Decir que una enfermedad es autoinmune, significa que nuestras propias defensas, las células de nuestro Sistema Inmunitario, han perdido la tolerancia a nuestro propio organismo y nos atacan a nosotros.

Como es lógico, esto es algo que nunca debería pasar.

Para quien no lo sepa, las neuronas son una parte fundamental de los mecanismos de comunicación interna de nuestro organismo. Por lo tanto, si tenemos las neuronas dañadas, la comunicación no podrá funcionar correctamente. La comunicación neuronal, por poner un ejemplo, sería nuestro cerebro dando la orden a nuestro brazo para que se mueva. La señal viajaría a través de las neuronas hasta llegar a los músculos del brazo que al contraerse, lo moverían.

Si falla esta comunicación, es comprensible que tengamos dificultades para mover el brazo.

Una manera de verlo es como si fallara un cable. El cable de unos auriculares, por ejemplo. Si el cable está dañado, la comunicación no será correcta y como consecuencia se oirá mal.

Más o menos sería lo mismo.

Es habitual observar problemas de movimiento en los pacientes de EM porque a la señal que viaja desde el Sistema Nervioso Central hasta, por ejemplo, la pierna, le cuesta llegar. Y como le cuesta llegar, los músculos que mueven la pierna reciben mal la señal y por tanto movemos la pierna con dificultad.

Ocurre que nuestro Sistema Nervioso Central gestiona muchas otras cosas además del caminar.

Tal vez el "cable" de caminar funcione perfectamente pero falle alguno que comunique con los ojos, por poner otro ejemplo.

Yo perdí la visión de un ojo en lo que podría ser mi primer brote y al cabo de 6 meses, más o menos, la volví a recuperar. Se me diagnosticó una neuritis óptica. Luego descubrí que un porcentaje considerable de pacientes de EM tienen problemas con el nervio óptico como uno de los primeros síntomas[2]. Esto no significa que si tienes un problema con el nervio óptico vayas a tener EM.

El SNC es tan importante que cuando existen problemas en alguna de sus partes, en mi caso el cerebro, puede fallar cualquier cosa.

Además, nadie sabe ni puede ver lo que piensas. Son síntomas típicos también, la niebla mental, el cansancio o el agotamiento. No me refiero a estar cansado un día porque hemos trabajado mucho. Estoy haciendo referencia a la fatiga crónica. Recuerdo una vez que hacía mucho calor, que al salir del trabajo no podía casi ni caminar e iba por la calle haciendo eses y arrastrando literalmente los pies de lo que me pesaban. No podía casi ni mantenerme en pie.

Son síntomas más difíciles de ver. Pero estas cosas pueden hacer que muchas tareas que a simple vista pueden parecer sencillas, como hacer la compra o salir de casa para tirar la basura, pasen a ser realmente complicadas.

De hecho, hay tantos síntomas que no se ven de esta enfermedad que en muchos tribunales médicos, al ver a los pacientes moverse sin problemas, se creen que están bien cuando en realidad pueden estar muy afectados en su día a día.

Además, son síntomas tan diversos, que la EM ha recibido el sobrenombre de "enfermedad de las mil caras". Otra manera de decirlo es que cada paciente sufre su propia EM.

¿Qué más nos dicen de la EM? Si indagamos un poco más, descubriremos alguna cosa interesante.

---

[2] Chan JW. Optic neuritis in multiple sclerosis. Ocul Immunol Inflamm. 2002 Sep;10(3):161-86. doi: 10.1076/ocii.10.3.161.15603. PMID: 12789593.

Cuando he comentado que nuestro Sistema Inmunitario ataca las neuronas, no es del todo correcto. se trataba de una manera de dar una explicación muy simplificada. Lo que es atacado realmente es la mielina.

La mielina está formada por unas vainas que rodean el axón de las neuronas.

Es habitual encontrarse con una imagen como la siguiente, en la que se puede observar una neurona con sus vainas de mielina a lo largo del axón.

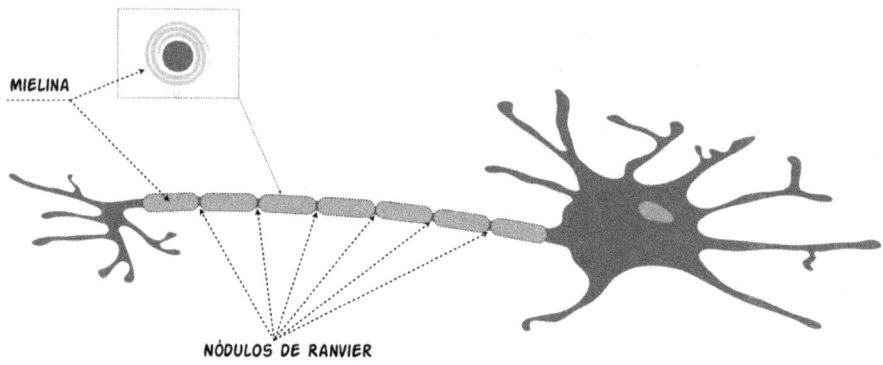

Así, tenemos una neurona y esta neurona está envuelta por vainas de mielina a lo largo de su axón.

Es importante que nos fijemos que entre vaina y vaina existe un pequeño hueco. Este hueco es importantísimo y recibe el nombre de Nódulo de Ranvier[3].

Es importante saber que la señal que viaja a través de la neurona, no lo hace por su interior como se pensaba en un primer momento, sino que lo hace por su exterior.

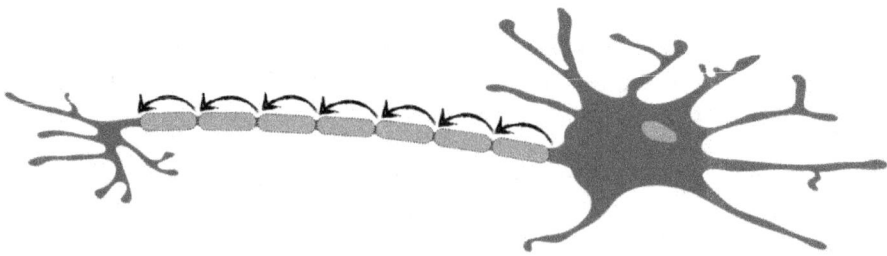

En particular, en aquellas neuronas que tienen vainas de mielina, la señal da saltos de un Nódulo de Ranvier hasta el siguiente. Este salto tiene lugar gracias a que la vaina de mielina es aislante. La importancia que tiene

[3] Grider MH, Belcea CQ, Covington BP, Reddy V, Sharma S. Neuroanatomy, Nodes of Ranvier. 2023 Jul 24. In: StatPearls [Internet]. Treasure Island (FL): StatPearls Publishing; 2023 Jan–. PMID: 30725958.

esto para la comunicación neuronal, reside en que este salto es muy rápido. Al ser tan rápido, las neuronas que tienen mielina son más rápidas que aquellas que carecen de ella.

Así, una de las funciones de estas vainas de mielina es acelerar la comunicación neuronal. ¡Es una suerte que hayamos desarrollado la mielina! Imagina que estás cocinando y sin darte cuenta tocas con la mano una sartén caliente. Gracias a la velocidad en la comunicación, una señal que sale de la mano, avisa al cerebro de un peligro y tu cerebro reacciona dando la orden de apartar la mano rápidamente. ¿Verdad que es una suerte haber evolucionado con ella?

Las neuronas, como ya he comentado, forman parte de los mecanismos de comunicación celular. De todos los mecanismos de comunicación que tiene nuestro cuerpo, las neuronas son con diferencia el más rápido. Y una cosa que las hace rapidísimas son estos Nódulos de Ranvier, estos huecos existentes entre las vainas de mielina que hacen que la señal vaya dando saltos.

Así, la señal viaja por las neuronas saltando de un Nódulo de Ranvier hacia el siguiente de forma rapidísima.

Entonces, si nuestro Sistema Inmunitario daña las vainas de mielina, se pierde este pequeño espacio, la señal ya no se transmite dando saltos y como consecuencia, viaja muchísimo más despacio.

Y esta es una de las cosas que ocurren en la EM.

Más cosas que nos dicen

Acabamos de ver una de las razones por las que la mielina es tan importante. Acelera la velocidad en la transmisión de la información.

Pero la mielina es muy importante también para otra cosa.

Para explicarlo, toca saber que el Sistema Nervioso lo podemos clasificar en dos partes bien diferenciadas. Por un lado tenemos el Sistema Nervioso Central (SNC) y por otro lado el Sistema Nervioso Periférico (SNP).

El SNC se compone del cerebro y de la médula espinal. La médula espinal baja desde el cerebro a través de la columna vertebral. Una vez finaliza el SNC, toma el relevo el SNP, que será el que comunique finalmente con los órganos, los músculos, etc.

Pues bien, la EM es un problema que afecta exclusivamente al SNC. Si el problema tuviera lugar en la mielina de los nervios periféricos, no estaríamos hablando de EM.

Algo que muchas personas desconocen, es que la mielina forma parte de otras células diferentes a las neuronas. Y estas células que forman la mielina son distintas en el SNC que en el SNP.

Así, las células que forman la mielina en el SNP son las llamadas células de Schwann. Estas células, se enrollan literalmente en el axón de la neurona formando las vainas. Pero como la EM afecta al SNC, las vamos a apartar a un lado, porque sólo nos interesan como curiosidad.

En el SNC, las células son otras. En particular unas llamadas oligo-dendrocitos. Así, que son realmente estos oligodendrocitos las células que son atacadas en una EM y son las que nos interesan.

Los oligodendrocitos son unas células que tienen como brazos, y estos brazos son los que se enrollan en los axones neuronales formando la mielina[4].

Esto que acabamos de explicar cambia el dibujo típico que teníamos de las neuronas con mielina, que se parecerá más a este otro:

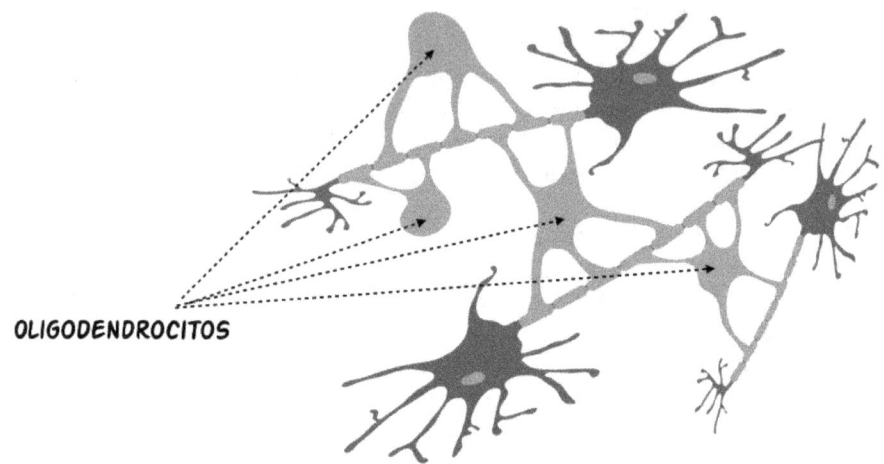

OLIGODENDROCITOS

Por tanto, la imagen que tienen la gran mayoría de los pacientes de las neuronas con mielina y que es la que habitualmente nos enseñan de la EM, ha cambiado. De hecho, las neuronas que acostumbran a dibujarse en muchos folletos informativos se parecen más a las que corresponden con el SNP, y eso, recordemos, no es EM.

Sabiendo esto, podemos explicar ya otra de las funciones de la mielina y por tanto de los oligodendrocitos. Aportan nutrientes a la neurona[5].

Así, si la mielina está dañada, la neurona recibirá menos nutrientes. En el caso de que esté muy dañada y los oligodendrocitos ya no puedan alimentar a la neurona, esta podría morir.

Encuentro vital conocer la existencia de los oligodendrocitos porque tal vez como pacientes podríamos encontrar la forma de cuidarlos un po-quito.

---

[4] Bradl M, Lassmann H. Oligodendrocytes: biology and pathology. Acta Neuropathol. 2010 Jan;119(1):37-53. doi: 10.1007/s00401-009-0601-5. Epub 2009 Oct 22. PMID: 19847447; PMCID: PMC2799635.

[5] Philips T, Rothstein JD. Oligodendroglia: metabolic supporters of neurons. J Clin Invest. 2017 Sep 1;127(9):3271-3280. doi: 10.1172/JCI90610. Epub 2017 Sep 1. PMID: 28862639; PMCID: PMC5669561.

¿Qué más nos dicen? Una enfermedad multifactorial

Con lo que tenemos hasta ahora, podríamos responder a la cuestión de qué es lo que ocurre en el organismo de un paciente de EM. Al menos según lo que habitualmente dicen los profesionales de la salud a los pacientes y familiares, que resumido de forma muy simple vendría a ser que nuestro Sistema Inmunitario ataca la mielina.

Pero, ¿por qué ocurre esto? ¿Cuál es el motivo para que esto suceda? Si conocemos el motivo, podríamos trabajar en intentar evitarlo, ¿verdad?

Aquí, los profesionales, nos dicen que se trata de una enfermedad multifactorial[6]. Esto significa que no existe un único factor que desarrolle una EM, sino que para que pueda producirse la enfermedad es necesario que se den diversos factores al mismo tiempo.

Por un lado nos dicen que existe un factor infeccioso[7]. En algún momento de nuestra vida hemos padecido una infección y todo apunta a que se trata de una condición necesaria para padecer EM.

Por otro lado, también nos dicen que existen factores genéticos que están involucrados[8], es decir que dependiendo de tus genes, tendrás o no la posibilidad de desarrollar esta enfermedad.

Finalmente, nos añaden un tercer grupo de factores que también parece ser condición necesaria para que se pueda desarrollar una EM. Se trata de los factores ambientales[9].

Son distintos factores clasificados en tres categorías, que todo indica, deben darse para que pueda desarrollarse esta enfermedad.

Es muy importante que tengas claro que estos factores por separado no producen una EM. Es condición necesaria que se den factores de los 3 grupos.

Debido a que encuentro que esto es de suma importancia, entraremos un poco más en detalle en cada uno de estos grupos.

Factores infecciosos

El primer factor que vamos a ver, es esa infección que tuvieron los pacientes en algún momento de su vida.

---

[6] Ghasemi N, Razavi S, Nikzad E. Multiple Sclerosis: Pathogenesis, Symptoms, Diagnoses and Cell-Based Therapy. Cell J. 2017 Apr-Jun;19(1):1-10. doi: 10.22074/cellj.2016.4867. Epub 2016 Dec 21. PMID: 28367411; PMCID: PMC5241505.

[7] Gilden DH. Infectious causes of multiple sclerosis. Lancet Neurol. 2005 Mar;4(3):195-202. doi: 10.1016/S1474-4422(05)01017-3. Erratum in: Lancet Neurol. 2005 May;4(5):269. PMID: 15721830; PMCID: PMC7129502.

[8] Cree BA. Multiple sclerosis genetics. Handb Clin Neurol. 2014;122:193-209. doi: 10.1016/B978-0-444-52001-2.00009-1. PMID: 24507519.

[9] Vandebergh M, Degryse N, Dubois B, Goris A. Environmental risk factors in multiple sclerosis: bridging Mendelian randomization and observational studies. J Neurol. 2022 Aug;269(8):4565-4574. doi: 10.1007/s00415-022-11072-4. Epub 2022 Apr 2. PMID: 35366084.

Para entender cómo reacciona nuestro Sistema Inmunitario ante una infección, tenemos que saber que nuestras células son capaces de aprender. Se les puede enseñar qué es aquello a lo que tienen que atacar. Así, las células de nuestro Sistema Inmunitario son capaces de adaptarse para atacar unas cosas u otras.

Un ejemplo claro de esto, son las vacunas. Cuando nos vacunan, lo que estamos haciendo es introducir en nuestro cuerpo agentes externos. Introducimos en nuestro cuerpo algo que nuestras defensas no reconocen como propio y por tanto tienen que aprender a destruirlo. El objetivo es que nuestro Sistema Inmunitario aprenda a neutralizar aquello que puede ser potencialmente peligroso para que desaparezca de nuestro cuerpo. En este caso, aquello que se introduce mediante la vacuna.

Ya entraremos en detalle, pero a grandes rasgos podríamos decir que un grupo de células captura al intruso porque detecta que no debería estar allí. Una vez capturado le dice a un segundo grupo de células que también ataquen al mismo intruso. Es este segundo grupo de células el que aprende qué es a lo que tiene que atacar.

El hecho de enseñar a este segundo grupo lo que tiene que atacar, es lo que recibe el nombre de activación leucocitaria y lo veremos cuando expliquemos los factores genéticos, ya que como veremos tiene mucho que ver una cosa con la otra dentro del contexto de la EM.

Aunque puedan existir otras infecciones, asumiremos que se trata del virus Epstein Barr (EBV), ya que es sin lugar a duda el virus que más se ha vinculado con la EM[10].

Así, los pacientes de EM, un día, muy probablemente de su infancia, fueron infectados con EBV.

Este virus fue interceptado por nuestro Sistema Inmunitario, ya que no lo reconocía como propio, y una de las cosas que hizo tras interceptarlo, fue activar a otras células para que también lo busquen y puedan neutralizarlo si se encuentran con él.

Lo que ocurre, es que una parte de la mielina parece tener cierta similitud con alguna parte del virus. Y esto hace que si las células activadas y entrenadas para atacar al virus se encuentran con la mielina, desgraciadamente la podrán confundir con el virus y dispararán igualmente su arsenal de munición[11]. La terrible consecuencia de esta confusión es que la mielina será atacada.

Hace muchos años que se observó "in vitro" que un linfocito activado con EBV, atacaba a la proteína base de la mielina si se encontraba con ella.

Aquí existe un dato muy importante que debemos poner encima de la mesa y es que aproximadamente el 95% de los adultos han sido infectados

[10] Soldan SS, Lieberman PM. Epstein-Barr virus and multiple sclerosis. Nat Rev Microbiol. 2023 Jan;21(1):51-64. doi: 10.1038/s41579-022-00770-5. Epub 2022 Aug 5. PMID: 35931816; PMCID: PMC9362539.

[11] Lomakin Y, Arapidi GP, Chernov A, Ziganshin R, Tcyganov E, Lyadova I, Butenko IO, Osetrova M, Ponomarenko N, Telegin G, Govorun VM, Gabibov A, Belogurov A Jr. Exposure to the Epstein-Barr Viral Antigen Latent Membrane Protein 1 Induces Myelin-Reactive Antibodies In Vivo. Front Immunol. 2017 Jul 6;8:777. doi: 10.3389/fimmu.2017.00777. PMID: 28729867; PMCID: PMC5498468.

con EBV. Y todos sabemos que no tiene EM el 95% de los adultos. De aquí deducimos que sólo con la infección no es suficiente para desarrollar la enfermedad, sino que es necesario que se den también otras circunstancias.

Ahora es cuando encuentro interesante que veamos el papel de la genética, otro de los factores necesarios para que pueda desarrollarse esta enfermedad.

Factores genéticos

Hemos comentado que las células de nuestro Sistema Inmunitario son capaces de aprender qué es aquello a lo que deben atacar.

Veamos por encima, cómo funciona esto, porque es al menos interesante, pero además servirá para entender este factor genético de la EM.

Una de las muchas clasificaciones que podemos hacer de nuestro sistema de defensas es la siguiente:

INMUNIDAD INNATA
INMUNIDAD ADAPTATIVA

Tenemos una primera capa defensiva que actúa de forma genérica con todo aquello que detecta como intruso para el organismo. Esta primera fase de defensa es inespecífica, lo que significa que no busca a un malo en particular, sino que más bien trata de reducir aquello que no tiene pinta de bueno. Es como un vigilante que detiene a todo aquel que no lleva el pase bien visible colgando de la solapa.

Luego tenemos a un segundo grupo, una segunda fase de defensa que es más específica. Aquí ya da lo mismo si el intruso dispone de un pase que le permite estar allí. Este grupo de células ha sido entrenado para buscar y neutralizar a algo en particular. A diferencia del vigilante que te detiene si no llevas el pase bien visible, este grupo ha sido informado de la apariencia del malo. Es más bien un vigilante que busca a una persona con gafas de 1,80 de estatura, que lleva una chaqueta azul y tiene un tatuaje en el brazo.

Habiendo hecho este símil de los vigilantes, regresemos a las células y veamos qué papel juega aquí nuestra genética. Para verlo, explicaremos, de una forma simplificada, cómo funciona la activación leucocitaria.

Hemos mencionado una primera línea de defensa, que es inespecífica. Esta primera línea neutraliza aquello que no pertenece a nuestro cuerpo. Por ejemplo, un virus o una bacteria.

Una manera de neutralizar a los intrusos es fagocitándolos. Podemos ver la fagocitosis como que las células se comen al intruso.

Una vez el intruso es capturado y comido, este ya deja de ser un peligro para nosotros. La célula que se lo ha comido, al tener conocimiento de la forma que tiene el virus, se encarga de explicar al otro grupo, a los de la segunda línea de defensa, qué forma tiene, para que si se encuentran con él, lo puedan también atacar.

La manera en que lo hace, es guardándose un trocito del virus tras haberlo fagocitado y presentar este fragmento a través de su membrana para que lo vean las otras células y puedan atacar todo aquello que sea parecido.

En términos más técnicos, lo que hace esa célula es presentar un antígeno. El antígeno es el trocito del virus que se había guardado previamente tras haberlo fagocitado. Una manera de verlo, es que la célula presentadora de antígenos extiende un brazo con el antígeno.

Y es precisamente este brazo lo que depende de la genética. El brazo está compuesto de unas proteínas que se fabrican en las células a partir de expresar unos genes. Y dependiendo de los genes, el brazo será de una o de otra manera.

Este brazo recibe el nombre de HLA[12] y son precisamente un subtipo de los HLA de clase 2 los que más se vinculan con la EM[13].

¿Por qué ocurre esto? Un motivo podría ser porque al ser un brazo diferente, la manera de sujetar el antígeno sea distinta también y las células que se activan con él, lo estén haciendo, observando una combinación molecular distinta. Incluso, cabe la posibilidad de que dependiendo del HLA, el antígeno no pueda hacer unión y por tanto jamás sería presentado, en este caso, ningún linfocito se activaría con él. En el caso de los enfermos de EM, parece ser que la combinación molecular que se presenta, podría tener similitud con la proteína base de la mielina[14].

La siguiente imagen muestra un ejemplo de una activación leucocitaria donde una célula perteneciente a la inmunidad inespecífica ha capturado un virus o una bacteria y le enseña un fragmento, el antígeno, a un linfocito T o B, células que forman parte de la inmunidad específica.

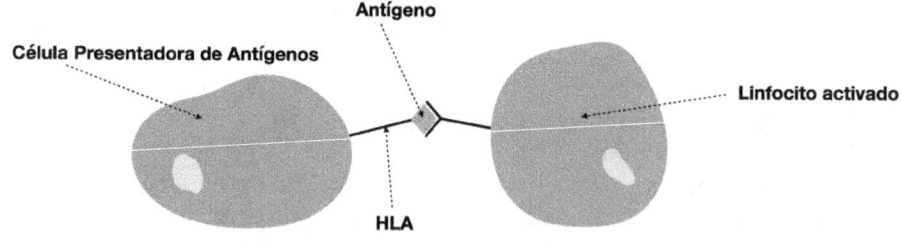

[12] Human Leucocyte Antigen (HLA)

[13] De Silvestri A, Capittini C, Mallucci G, Bergamaschi R, Rebuffi C, Pasi A, Martinetti M, Tinelli C. The Involvement of HLA Class II Alleles in Multiple Sclerosis: A Systematic Review with Meta-analysis. Dis Markers. 2019 Nov 6;2019:1409069. doi: 10.1155/2019/1409069. PMID: 31781296; PMCID: PMC6875418.

[14] Hansen BE, Nielsen CH, Madsen HO, Ryder LP, Jakobsen BK, Svejgaard A. The HLA-DP2 protein binds the immunodominant epitope from myelin basic protein, MBP85-99, with high affinity. Tissue Antigens. 2011 Mar;77(3):229-34. doi: 10.1111/j.1399-0039.2010.01614.x. PMID: 21299528.

La inmunidad inespecífica o de primera línea también recibe el nombre de humoral o innata, y la de segunda fase o específica recibe el nombre de adaptativa porque se adapta o aprende.

Habiendo explicado lo que es la activación leucocitaria y en particular la relación entre el HLA y la EM, encuentro vital recordar que aunque hayamos sido infectados por un virus vinculado a la EM, por ejemplo EBV y además tengamos el HLA adecuado para desarrollar la enfermedad, aún así, no es suficiente condición para acabar enfermando.

Por lo tanto, es necesario también que se de el tercer grupo de factores que ya he mencionado y no he explicado todavía. Un tipo de factores que como iremos viendo doy una importancia tremenda para trabajar la EM. Se trata de los factores ambientales.

Veamos qué son.

Factores ambientales

Nuestro ambiente es lo que añade el tercer factor a la ecuación de la EM.

Como hemos comentado, el haber padecido una infección en el pasado y además tener un HLA compatible con la enfermedad no es suficiente. Necesitamos que además se den los factores ambientales apropiados para desencadenar el ataque de nuestro Sistema Inmunitario a nuestra mielina.

Entonces, ¿cuáles son estos factores ambientales?

Puede ser cualquier cosa que podamos imaginar y que tenga que ver con nuestro estilo de vida, es decir, con la forma en que vivimos.

Existen unos cuantos que están bien localizados y que se sabe, podrían contribuir a aumentar las probabilidades de desencadenar alguna enfermedad, entre ellas la EM. Ejemplos de este tipo serían la insuficiencia de vitamina D[15], ser una persona sedentaria[16], el consumo de tabaco[17], el estrés crónico[18] y este tipo de cosas[19].

De todas maneras, independientemente de qué aspectos de nuestro estilo de vida contribuyan al desarrollo de la EM, debemos tener claras unas cuantas cosas.

Como ya se ha explicado, es condición que estén presentes estos tres grupos de factores para que pueda producirse la enfermedad (infecciosos, genéticos y ambientales). Por tanto, el que existan elementos ambientales

---

[15] Sintzel MB, Rametta M, Reder AT. Vitamin D and Multiple Sclerosis: A Comprehensive Review. Neurol Ther. 2018 Jun;7(1):59-85. doi: 10.1007/s40120-017-0086-4. Epub 2017 Dec 14. PMID: 29243029; PMCID: PMC5990512.

[16] Arocha Rodulfo JI. Sedentary lifestyle a disease from xxi century. Clin Investig Arterioscler. 2019 Sep-Oct;31(5):233-240. English, Spanish. doi: 10.1016/j.arteri.2019.04.004. Epub 2019 Jun 17. PMID: 31221536.

[17] Rosso M, Chitnis T. Association Between Cigarette Smoking and Multiple Sclerosis: A Review. JAMA Neurol. 2020 Feb 1;77(2):245-253. doi: 10.1001/jamaneurol.2019.4271. PMID: 31841592.

[18] Jiang X, Olsson T, Hillert J, Kockum I, Alfredsson L. Stressful life events are associated with the risk of multiple sclerosis. Eur J Neurol. 2020 Dec;27(12):2539-2548. doi: 10.1111/ene.14458. Epub 2020 Aug 23. PMID: 32741033; PMCID: PMC7692913.

[19] Vandebergh M, Degryse N, Dubois B, Goris A. Environmental risk factors in multiple sclerosis: bridging Mendelian randomization and observational studies. J Neurol. 2022 Aug;269(8):4565-4574. doi: 10.1007/s00415-022-11072-4. Epub 2022 Apr 2. PMID: 35366084.

es necesario y los pacientes de EM cumplen con algún factor ambiental. En la manera en que viven estos pacientes, hay algo que contribuye al desarrollo de la enfermedad.

Ahora que sabemos que son necesarios algunos aspectos de nuestro estilo de vida para que pueda desarrollarse una EM, resulta interesante mencionar que muchos pacientes no son conscientes de la importancia que tiene el estilo de vida en su estado de salud. Piensan equivocadamente que fue ese virus de la infancia el responsable o que se trata de una enfermedad genética. Encuentro que es un grave error pensar así, por lo que voy a pintar lo que para mí es la ecuación de la EM.

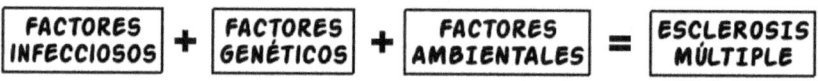

Si falta alguno de los tres, no tendrá lugar la enfermedad. Considero importante recordarlo.

Además, ocurre que los factores ambientales no son determinantes. Es decir que el hecho de que se dé uno en particular no implica que se dé la EM.

Por ejemplo, sabemos que la vitamina D es muy importante para nuestro Sistema Inmunitario y muchos pacientes de EM tienen o han tenido deficiencia de esta vitamina.

La deficiencia de esta vitamina tiene mucho que ver con nuestro estilo de vida. La falta de exposición a la luz directa del sol y la dieta moderna son en mi opinión las razones más frecuentes para tener deficiencia. Trabajamos en oficinas donde no nos da el sol y cuando salimos de trabajar vamos a casa al sofá o al escritorio con el ordenador donde tampoco nos da el sol. Por otro lado, el aporte de vitamina D por parte de nuestra dieta moderna, deja mucho que desear.

Nuestra cultura occidental nos ha hecho temer alimentos como los huevos, cada vez comemos menos animales y ya casi no comemos órganos como el hígado. No es de extrañar que nuestro estilo de vida occidental favorezca una deficiencia en esta vitamina.

Pero como he dicho, no es determinante. Aunque muchos pacientes de EM han tenido deficiencia de vitamina D, no todas las personas con deficiencia de esta vitamina padecen EM.

Ocurre lo mismo con el tabaco. Existe una correlación entre fumar y padecer esta enfermedad, pero otra vez, no todas las personas que fuman tienen EM. Pero sí que podemos afirmar que si fumamos vamos a tener más probabilidades de desencadenar la enfermedad que si no fumamos, especialmente si se cumplen también el factor infeccioso y el genético.

Y esto ocurre, en general, con todos los factores ambientales.

Una manera de verlos es que cada factor tiene un peso determinado en el desarrollo, no sólo de la EM sino de muchísimos otros problemas de salud.

Entonces, si se dan el número adecuado de ellos, durante el tiempo adecuado para el individuo adecuado, entonces sí que se podría producir la enfermedad.

Los factores ambientales son tan importantes para lo que se explica en este libro, que vamos a comentar otra cosa más que en mi opinión es vital que conozcas acerca de ellos.

El ambiente depende de nosotros

Lo que voy a explicar en este apartado es de suma importancia. Por este motivo lo empiezo con este párrafo y te pido que prestes especial atención. Entenderlo constituye una de las bases, en mi opinión, para trabajar en dejar atrás una EM.

Hemos comentado que existen factores ambientales que deben estar necesariamente presentes para que se pueda desarrollar la enfermedad.

Los factores ambientales son cosas como si fumamos, si bebemos, si somos sedentarios, dónde vivimos desde una perspectiva geográfica, si nos estresamos en el trabajo, con nuestra pareja o con el vecino, si nos vamos a dormir a una hora prudente o si vemos siete capítulos de nuestra serie favorita de un tirón, lo que hemos estudiado, nuestra profesión, si nos da el sol directamente en la piel, si nos sentamos en una silla o en el suelo, si comemos carne o somos vegetarianos y todas aquellas cosas vinculadas a nuestra cultura y a nuestra sociedad que podamos imaginar y que puedan afectar directa o indirectamente a nuestro cuerpo. Hacen referencia a absolutamente todo lo que nos rodea.

Los factores ambientales vienen, por tanto, determinados por la manera en que vivimos.

Ahora viene lo importante: la manera en que vivimos, depende de cada uno de nosotros. Somos nosotros los que elegimos si fumamos o no fumamos, si bebemos cerveza, vino, agua o esas porquerías azucaradas tan comunes en nuestra sociedad moderna. Es elección nuestra si terminamos de ver esa película a la que le falta una hora para acabar o si la pausamos, para irnos a dormir temprano y acabarla de ver otro día. Nosotros decidimos qué productos ponemos en el carrito del supermercado. Todo esto y mucho más, es elección nuestra.

Vuelvo a repetirlo porque es sumamente importante: Los factores ambientales son elección nuestra, dependen de nosotros.

Y si son elección nuestra, los podemos cambiar.

Además, si algo que depende de nosotros y podemos cambiar, es necesario para que se produzca una enfermedad, en última instancia la enfermedad dependerá de nosotros también, ¿verdad?

Si podemos cambiar los factores ambientales, podemos cambiar el rumbo que toma la enfermedad. Creo que es fácil de entender.

Por tanto, si depende de nosotros algo que es necesario para que se desarrolle una EM, la EM, en última instancia dependerá de nosotros también.

Entender esto es sumamente importante para cambiar el chip que tienen muchas personas implantado y que les hace pensar que la EM no tiene cura.

No estoy dando ningúna solución, no estoy diciendo qué es lo que cura la EM. Sólo estoy diciendo que en mi opinión es posible hacerlo.

El camino que yo he optado por tomar consiste en trabajar estos factores ambientales.

Tiene sentido, ¿verdad?

Piensa en ello.

La gran pregunta

Ahora nos tenemos que hacer la pregunta del millón.

¿Cuáles son esos factores ambientales que inciden en la EM y que por tanto deberíamos trabajar?

Creo que tiene todo el sentido del mundo no sólo plantearse esta cuestión, sino alguna más.

Suponiendo que localizamos cuáles son los factores ambientales, deberíamos buscar y encontrar la manera de trabajarlos dentro de una sociedad y una cultura que muy probablemente nos esté empujando a que continúen estando presentes en nuestras vidas.

En general, las personas no están dispuestas a realizar cambios en su estilo de vida. Es más fácil esperar a que inventen esa pastilla mágica que elimine los problemas de salud para siempre. Poder fumar como un carretero y que una pastilla evite el cáncer de pulmón. Comer y beber azúcar sin parar y que una pastilla evite la diabetes de tipo 2. Beber alcohol, ser sedentarios, comer comida basura, pasar el fin de semana estirados en el sofá, trasnochar, no descansar lo suficiente y todas esas cosas que hacemos en las sociedades modernas, pero con la mirada siempre puesta en los profesionales de la salud para que eviten que eso que hacemos mal, nos pueda perjudicar.

Qué listos somos, ¿verdad?

Incluso hay pacientes que directamente responsabilizan a sus médicos de los problemas de salud que padecen.

Te aseguro que las cosas, no funcionan así. Las pastillas mágicas no existen.

Si fumas, estropearás tus pulmones y estarás metiendo porquería en tu sangre. Si bebes alcohol, estarás metilando tu ADN, aumentando la expresión de genes cancerígenos[20] o separando las células de algunos de tus tejidos[21]. Si eres sedentario estarás aumentando las probabilidades de tener inflamación crónica y de ser obeso[22]. Podríamos seguir y seguir.

Nos tenemos que mentalizar de que esa pastilla mágica con la que sueñan tantos pacientes, no existe. Debemos, por tanto, empezar a asumir la responsabilidad de nuestra salud, tomar las riendas y actuar.

Los médicos y los científicos hacen grandes esfuerzos para ayudar a los pacientes, diseñan cremas espectaculares contra las quemaduras y para que los tejidos se regeneren más deprisa, pero es el paciente quien debe sacar la mano del fuego y evitar quemarse.

No existe otra opción que modificar algunos aspectos de la manera en que vivimos.

El paciente que busque darle la vuelta a la tortilla en una EM y en tantas otras enfermedades, no tendrá otro remedio que encontrar aquellas cosas que hace mal en su día a día y corregirlas.

Este trabajo, es muy difícil de realizar. Muchos pacientes prefieren entrar en un quirófano antes de hacer cambios en su dieta aunque les hayan asegurado que estos cambios beneficiarán su salud. La gente no está dispuesta a cambiar. ¿Acaso los fumadores no saben que fumar es malo? ¿Quien come un perrito caliente con unas patatas chips y una cerveza, no sabe que eso es comida basura? Si un día te vas de parranda hasta las 3 de la mañana, ¿acaso no sabes que si te tienes que levantar al día siguiente a las 6 para ir a trabajar, estarás hecho un desastre?

Lo que ocurre es que la gente no está dispuesta a cambiar.

Llegados a este punto, suponiendo que somos una excepción y que estamos dispuestos a trabajar en corregir aquello que podríamos eventualmente estar haciendo mal, debemos plantearnos otra pregunta y ponerla encima de la mesa: ¿cómo vamos a trabajar unos aspectos de estilo de vida que nadie nos asegura que van a funcionar?

Todavía no hemos respondido a la gran pregunta de cuáles eran los factores ambientales vinculados a la EM, porque no existe una respuesta específica. Si habláramos de la celiaquía, se sabe que es la ingesta de gluten y lo eliminaremos de nuestra dieta. Si es diabetes T2 está bastante claro que trabajaríamos el azúcar, reduciéndolo o también eliminándolo por completo de nuestra vida.

¿Pero una EM? ¿Cuáles son los aspectos que tenemos que trabajar?

---

[20] Varela-Rey M, Woodhoo A, Martinez-Chantar ML, Mato JM, Lu SC. Alcohol, DNA methylation, and cancer. Alcohol Res. 2013;35(1):25-35. PMID: 24313162; PMCID: PMC3860423.

[21] Wang Y, Tong J, Chang B, Wang B, Zhang D, Wang B. Effects of alcohol on intestinal epithelial barrier permeability and expression of tight junction-associated proteins. Mol Med Rep. 2014 Jun;9(6):2352-6. doi: 10.3892/mmr.2014.2126. Epub 2014 Apr 9. PMID: 24718485.

[22] Huston P. A Sedentary and Unhealthy Lifestyle Fuels Chronic Disease Progression by Changing Interstitial Cell Behaviour: A Network Analysis. Front Physiol. 2022 Jul 8;13:904107. doi: 10.3389/fphys.2022.904107. PMID: 35874511; PMCID: PMC9304814.

¿Qué cosas son las que hacen que nuestra mielina acabe siendo atacada?

¿Qué podemos hacer como pacientes para que en nuestro cuerpo se produzca un alto el fuego y no avance más esta enfermedad?

Una pieza más y muy importante

Antes de estudiar qué cosas podemos hacer, tenemos que poner encima de la mesa todas las piezas del puzle. Es imposible diseñar un plan de trabajo óptimo, si no conocemos todas las partes involucradas en el desarrollo de una EM.

Existe una parte de nuestra anatomía que en mi opinión es clave aquí. Hemos hablado de células de nuestro Sistema Inmunitario, de neuronas y de mielina. Esta parte anatómica que voy a explicar juega, en mi opinión, un rol clave y decisivo para que estalle la EM[23]. Además, también en mi opinión, se puede ver alterada debido a nuestro estilo de vida.

Es por tanto que encuentro obligado ponerla encima de la mesa para que podamos tenerla en cuenta y entender mejor la enfermedad.

Se trata de la barrera hematoencefálica (BHE).

Veamos qué es y para qué sirve, así como cuál es el papel que tiene dentro de la EM y entenderás no sólo por qué le doy tanta importancia a este órgano, sino que, como veremos más adelante, al existir unos cuantos factores ambientales que la perjudican, será lógico y comprensible poner el foco en ella y encontrar maneras de dejar de dañarla si queremos trabajar esta enfermedad.

Al menos tiene sentido intentarlo.

Sabiendo algo más acerca de esta barrera, entenderás por qué le doy tanta importancia. También espero que si buscas maneras de recuperar la salud, ya sea la tuya o la de alguna persona cercana que padezca EM, pases también a ponerla en la base de una pirámide de prioridades orientadas a trabajar esta enfermedad.

Vamos allá.

La barrera hematoencefálica (BHE)

¿Qué es la BHE?

Igual que cualquier otro órgano, nuestro cerebro necesita construirse y funcionar correctamente, y para ello, es necesario un abastecimiento de todos los nutrientes necesarios.

Los nutrientes utilizan el torrente sanguíneo para distribuirse por todo nuestro organismo. Arterias que van y venas que vienen, formando un

---

[23] Schreiner TG, Romanescu C, Popescu BO. The Blood-Brain Barrier-A Key Player in Multiple Sclerosis Disease Mechanisms. Biomolecules. 2022 Apr 2;12(4):538. doi: 10.3390/biom12040538. PMID: 35454127; PMCID: PMC9025898.

enorme sistema de tuberías por donde viajan estos nutrientes para que puedan ser utilizados por todos nuestros órganos.

Como es obvio, este abastecimiento incluye a nuestro cerebro y a nuestra médula espinal, órganos que recordemos, pertenecen al Sistema Nervioso Central (SNC).

Lo que ocurre, es que órganos como el cerebro son muy delicados a la vez que extremadamente importantes. De hecho, el cerebro es un órgano vital.

Nuestro SNC es tan delicado y tiene tanta importancia para nosotros, que tiene que estar protegido de alguna manera especial de todas aquellas moléculas que puedan ser potencialmente dañinas y que puedan venir a través del torrente sanguíneo.

Aquí es precisamente donde entra en juego la BHE, órgano que podríamos llamar también barrera sangre-cerebro (en inglés recibe el nombre de Blood Brain Barrier).

Así, esta barrera protege a nuestro SNC de moléculas que puedan resultar perjudiciales.

De una manera muy simple, podríamos describir la BHE como las paredes de los vasos sanguíneos que riegan el SNC. Aunque es más que simplemente la pared.

Siendo un poco más estrictos, la podríamos ver como la pared de los vasos sanguíneos (endotelio), pero además junto a otras células que están en el SNC custodiando esta pared, células encargadas de protegerlo y que formarían parte de nuestro SNC. Por ejemplo, tendríamos a las células de la microglía, en especial a los astrocitos.

Fíjate en la siguiente imagen de la BHE:

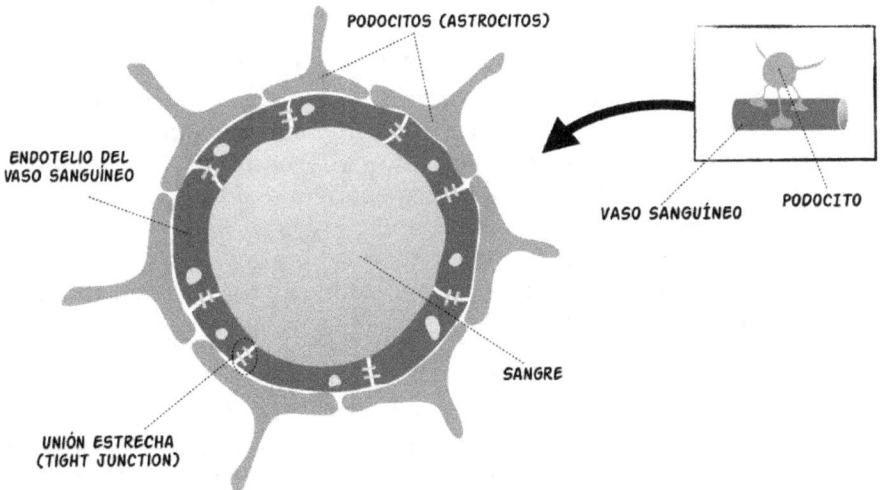

Se puede observar un vaso sanguíneo rodeado de otras células llamadas astrocitos. Estos astrocitos formarían parte de nuestro SNC y lo están custodiando como una segunda línea de defensa, por si algo potencialmente dañino es capaz de salir del torrente sanguíneo y entrar al SNC.

Esta segunda capa de defensa formada por astrocitos es una de las diferencias que existen entre los vasos sanguíneos que riegan el SNC y los que riegan el resto de nuestro organismo.

Aunque las células del endotelio de los vasos sanguíneos son muy selectivas con aquello que dejan pasar, órganos como el cerebro necesitan de esta protección adicional.

Así, entre otras cosas, los astrocitos rodean esta pared, y lo hacen en forma de podocitos, añadiendo esta segunda capa de defensa.

Y esta capa de astrocitos sumada al endotelio del vaso sanguíneo formarían la BHE, protegiendo el cerebro y la médula espinal de muchas moléculas que podrían ser peligrosas en el caso de que llegaran al SNC. De hecho, para ser estrictos, deberíamos decir que existen más células por esta zona, pero las vamos a ignorar para dejar la explicación lo más simple posible.

Dicho esto, con lo que nos tenemos que quedar es que una BHE sana sería prácticamente infranqueable y nuestro SNC estaría a salvo de cualquier peligro que pudiera llegar a través de la sangre.

¿Sabes qué es una de esas cosas de las que nos protegería?

¿Qué es una de esas cosas que no deberían cruzar una BHE sana?

Por ejemplo, esas otras células de nuestro Sistema Inmunitario que fueron activadas con un virus cuando éramos pequeños y que atacan a la mielina confundiéndola con ese virus.

Corresponde con el factor infeccioso de la EM que ya hemos visto.

Lo voy a repetir de nuevo, porque esto lo encuentro extremadamente importante.

Si nuestra BHE no perdiera calidad como barrera, si no dejara de ser selectiva con aquello que deja pasar, esas células de nuestro Sistema Inmunitario que atacan por error a la mielina produciendo las lesiones típicas de una EM, no la cruzarían y nunca llegarían al SNC, no podrían por tanto atacar a la mielina y esta enfermedad no se desarrollaría.

¿No crees que la BHE juega un papel muy importante en la EM?[24,25]

Suponiendo que estoy en lo cierto, que yo estoy convencido de que es así, tenemos la oportunidad de poner el foco en esta barrera con la intención de recuperar su integridad.

---

[24] Nishihara H, Perriot S, Gastfriend BD, Steinfort M, Cibien C, Soldati S, Matsuo K, Guimbal S, Mathias A, Palecek SP, Shusta EV, Pasquier RD, Engelhardt B. Intrinsic blood-brain barrier dysfunction contributes to multiple sclerosis pathogenesis. Brain. 2022 Dec 19;145(12):4334-4348. doi: 10.1093/brain/awac019. PMID: 35085379; PMCID: PMC10200307.

[25] Balasa R, Barcutean L, Mosora O, Manu D. Reviewing the Significance of Blood-Brain Barrier Disruption in Multiple Sclerosis Pathology and Treatment. Int J Mol Sci. 2021 Aug 4;22(16):8370. doi: 10.3390/ijms22168370. PMID: 34445097; PMCID: PMC8395058.

Ahora empieza a cobrar sentido investigar qué es lo que hace que esta barrera pueda perder calidad como barrera.

Ahora que tenemos presente esta pieza tan importante de la EM, podemos plantearnos la siguiente pregunta:

¿Por qué está dañada?

¿Qué es lo que hace que la BHE pierda calidad como barrera?

Incorporando esta pieza en el tablero de juego, tenemos la oportunidad de poner el foco de atención en recuperar su calidad como barrera, recuperar su integridad, con las miras puestas en el primer gran objetivo que en mi opinión debería tener todo paciente que trate de trabajar esta enfermedad.

El alto el fuego.

Que cesen los ataques de nuestro Sistema Inmunitario al SNC, con el gran objetivo de que nuestra mielina deje de ser atacada.

Luego ya vendrá la reconstrucción, eso es otro tema y por cierto muy distinto, pero es crucial que los pacientes de esta enfermedad trabajen en primer lugar en el alto el fuego.

Hacer que nuestro SNC deje de ser atacado deteniendo así el avance de la enfermedad.

¿No crees que tiene sentido?

Para ver qué es lo que podemos hacer y especialmente entender por qué tiene sentido hacerlo, debemos conocer alguna cosa más acerca de esta barrera y que tiene un rol crucial aquí.

Las uniones estrechas

Si la BHE es una pieza fundamental para lo que estoy tratando de explicar, las uniones estrechas son una de las claves de esta barrera[26].

Para entender las uniones estrechas, algo que considero vital dentro de lo que nos ocupa, quiero explicar primero cómo llegan los nutrientes a nuestro cerebro y a nuestra médula espinal.

Nos tiene que quedar muy claro que la BHE debe proteger al SNC. Por lo tanto, las células del endotelio, es decir, las células correspondientes a los vasos sanguíneos, deben ser extremadamente selectivas con aquellas moléculas que dejan pasar. Deben ser extremadamente selectivas con lo que puede salir del vaso sanguíneo y llegar al SNC.

Es necesario que puedan entrar nutrientes desde la sangre al cerebro y que puedan salir desechos desde el cerebro hacia la sangre. Pero es necesario que no pasen otras moléculas que podrían perjudicar de alguna manera a nuestro SNC. Aquello potencialmente peligroso, no debe pasar.

Para garantizar que sólo llegue al cerebro aquello que debe llegar, estas células del endotelio de los vasos sanguíneos disponen de unas proteínas especializadas que permiten el paso de unas moléculas y no de otras. De

---

[26] Kniesel U, Wolburg H. Tight junctions of the blood-brain barrier. Cell Mol Neurobiol. 2000 Feb;20(1):57-76. doi: 10.1023/a:1006995910836. PMID: 10690502.

esta manera, las moléculas, solamente podrán salir del vaso sanguíneo utilizando estas proteínas.

Podemos ver a estas proteínas como puertas especializadas en dejar pasar exclusivamente a unas moléculas muy concretas y no a otras.

Si una molécula no puede pasar a través de una de estas proteínas, sencillamente no lo hará, continuará fluyendo por el torrente sanguíneo y nunca entrará en el SNC.

Algunas de estas puertas son de entrada, por ejemplo para que entren nutrientes al cerebro, y otras son de salida, por ejemplo para que puedan salir los desechos.

Como estas puertas son extremadamente selectivas, se garantiza que sólo aquello que reconocen y que puede pasar a través de ellas, podrá llegar al SNC.

El siguiente dibujo trata de ilustrar esto que acabo de explicar:

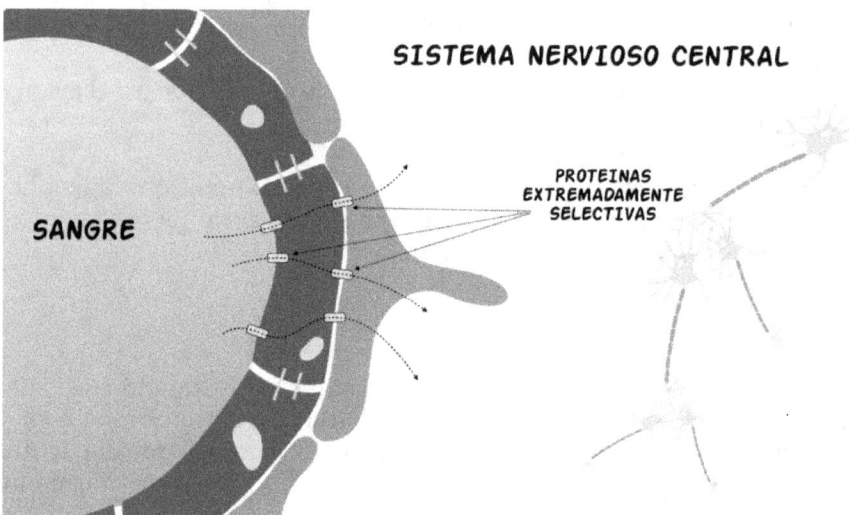

Por tanto, cualquier molécula que logre entrar en el SNC, lo habrá hecho atravesando alguna célula del endotelio, entrando por un lado y saliendo por el otro, utilizando para ello, estas proteínas tan selectivas a modo de puertas.

Ahora viene la pregunta.

¿Podría pasar algo entre dos células?

¿No podría haber algún espacio entre dos células, que sea del tamaño suficiente para que pueda pasar alguna molécula a través de él y salir así del vaso sanguíneo para llegar al SNC sin tener que hacerlo a través de estas proteínas?

Es una pregunta razonable, ¿verdad?

La respuesta es que en principio no. No debería pasar nada a través de dos células del endotelio de estos vasos sanguíneos.

La BHE es un órgano que incluye la palabra "barrera" en su nombre, precisamente porque es extremadamente selectiva con aquello que deja pasar. Es una barrera y si está sana, no debería tener agujeros, no debería tener espacios entre las células a través de los cuales pueda colarse ninguna molécula.

Para garantizar que no existan espacios entre dos células del endotelio de la BHE, estas células utilizan un tipo de unión llamada unión estrecha.

Este tipo de unión se compone de unas proteínas que penetran literalmente en las células. Salen de una célula y entran en la de al lado. De esta manera se garantiza que el espacio entre dos células adyacentes está sellado, es extremadamente pequeño y nada podrá pasar a través de él.

Puedes ver este tipo de unión celular que utiliza la BHE en el siguiente dibujo:

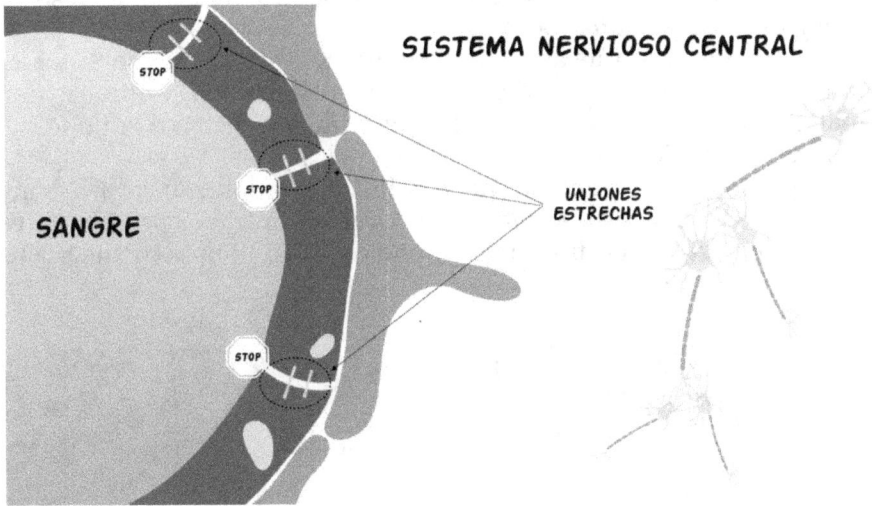

Así, el endotelio de los vasos sanguíneos que riegan el SNC, utiliza este tipo de uniones, con lo que se garantiza que nada pasará entre dos células. Si esto funciona bien, se garantiza por tanto que si algo llega al SNC, lo habrá hecho necesariamente a través de las proteínas especializadas.

La BHE no es el único tejido que utiliza este tipo de uniones. Otro tejido que también debe ser muy selectivo y también utiliza para ello las uniones estrechas, es nuestro intestino delgado. Los enterocitos, que son sus principales células, también necesitan estar muy unidos para que no pueda pasar a la sangre cualquier cosa que comamos, y para ello, también utilizan estas uniones. La capa de enterocitos forma parte de la llamada barrera intestinal. Fíjate que también incluye la palabra "barrera" en su nombre.

Ahora que hemos visto que nada puede colarse a través de un tejido con uniones estrechas, veamos una excepción. Pero antes, tratemos de entender por encima alguna cosa acerca de un proceso inflamatorio típico, ya que entenderlo es algo que en mi opinión es muy importante y nos ayudará a entender el problema que trato de explicar y que se da en la EM.

Un proceso inflamatorio simple

Quiero que entiendas cómo funciona un proceso inflamatorio muy sencillo. No voy a entrar en detalles. Sólo voy a explicar lo básico, ya que encuentro importante que comprendas la idea principal para que se entienda también algo que ocurre en la EM y que es precisamente lo que tenemos que entender.

Tal vez, la manera más simple de definir con palabras qué es un proceso inflamatorio, sería que es cuando nuestro Sistema Inmunitario se pone en acción. Ha pasado algo en nuestro organismo, alguien ha pulsado el botón de alarma y nuestro sistema de defensas se pone a trabajar para resolver el problema. Se inicia un proceso inflamatorio.

Enseguida verás que aunque se ponga en marcha nuestro Sistema Inmunitario, también pueden participar y colaborar en un proceso inflamatorio otras células que no pertenecen a nuestro Sistema Inmune.

Veamos un ejemplo.

Supongamos que tenemos nuestro brazo, por donde hay vasos sanguíneos (venas y arterias). Por los vasos circulan muchas cosas, entre estas cosas que circulan hay nutrientes, glóbulos rojos, glóbulos blancos, etc.

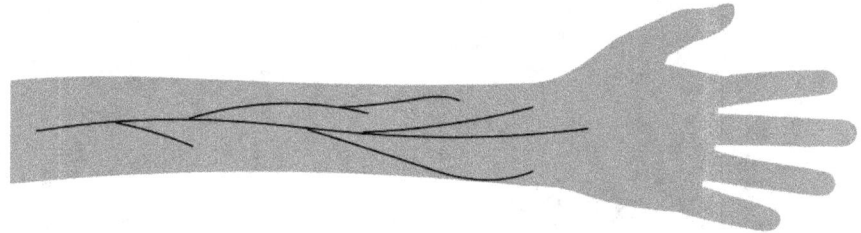

No lo hemos dicho, pero los leucocitos son las células de nuestro Sistema Inmunitario. Leukos significa blanco en griego. Cito significa célula. Así, los leucocitos son nuestros glóbulos blancos y es una forma genérica de denominar a las células de nuestro Sistema Inmunitario.

Lo que seguramente todos sabemos, es que por la sangre circulan glóbulos blancos, por tanto circulan células defensivas. Se trata de un ejército dispuesto a defendernos de cualquier peligro que pueda tener lugar en nuestro cuerpo. Mientras circulan por el torrente sanguíneo, tienen los ojos bien abiertos y las orejas levantadas, escuchando a que suene la más mínima alarma. Si eso ocurre, actuarán.

Supongamos ahora que en el brazo de nuestro ejemplo se produce una infección. Nos caemos, nos hacemos un rasguño y entran unas bacterias.

Si esto ocurre, tendrán que acudir al foco de la infección muchas células de nuestro Sistema Inmune para tratar de poner fin a esa infección. Por tanto, han saltado las alarmas y se inicia el proceso inflamatorio.

Una cosa que será necesaria, es que muchas de las células de nuestro Sistema Inmunitario que están circulando por la sangre puedan salir de los vasos sanguíneos para así poder llegar al punto donde se ha producido la infección y combatirla.

Pero si están en el interior de los vasos sanguíneos ¿por dónde salen? ¿Cómo salen estas células de las venas o de las arterias?

Si no logran salir, no podrán llegar al foco de la infección. Imagina que se produce un incendio en el bosque pero los bomberos no pueden salir de la autopista porque no existen las salidas. Menudo problema, ¿verdad?

No pasa nada, la naturaleza ha desarrollado una solución.

Existen unas moléculas muy pequeñas llamadas citocinas que forman parte del sistema de comunicación celular. Son unas moléculas que son liberadas por muchos tipos de células distintas y cuando entran en contacto con otras células, les notifican algo.

Algunas de estas citocinas, cuando son recibidas por las células que componen los vasos sanguíneos, lo que provocan es que estas células se separen entre sí. Al separarse, dejan un espacio abierto para que puedan salir los leucocitos y llegar así al foco de la infección.

El siguiente dibujo trata de representar este proceso de inflamación de una forma muy simplificada.

VASO SANGUÍNEO

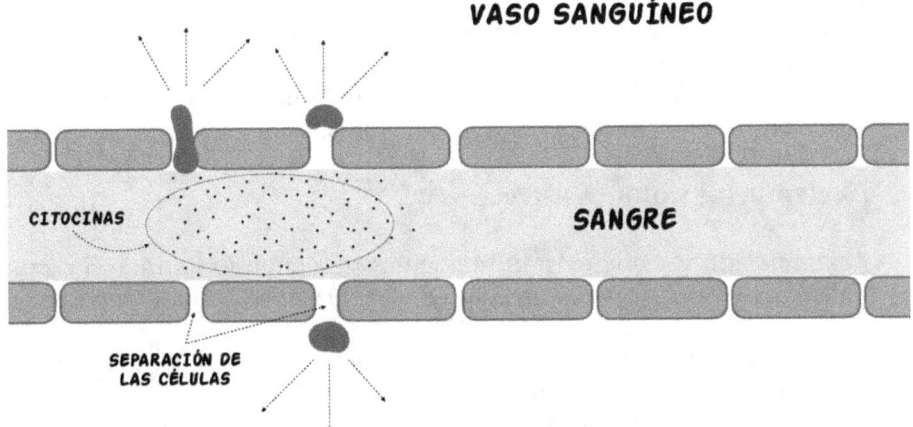

CITOCINAS

SANGRE

SEPARACIÓN DE
LAS CÉLULAS

Son muchas las células que utilizan citocinas para comunicarse con otras. Unas muy importantes de nuestro Sistema Inmunitario son los linfocitos T Helper, llamados TH por sus siglas en inglés. Este tipo de linfocitos forma parte de nuestro ejército defensivo, pero no atacan a los agresores directamente sino que como su nombre indica, se dedican a ayudar, a colaborar en la defensa, por ejemplo facilitando que otras células puedan materializar el ataque. Y esta colaboración, en el ejemplo de inflamación que estoy tratando de explicar, podría consistir perfectamente en señalizar mediante citocinas a las células de los vasos sanguíneos para que se separen, con el objetivo de que otras células puedan aprovechar esta separación y salir de los vasos para llegar al foco de la infección.

Algunos linfocitos auxiliares, por tanto, tienen la función de ayudar, de colaborar en la defensa, facilitando el camino y abriendo el paso a otras células de nuestro Sistema Inmunitario para que puedan realizar físicamente el ataque.

De hecho, existen muchos tipos de células distintas en nuestro cuerpo y cada una de ellas tiene una especialidad. Los linfocitos T Helper, se han especializado en ayudar.

Es un ejemplo muy simplificado, pero creo que es fácil de entender y nos sirve para comprender algo que es muy importante para el tema principal que estoy tratando de explicar de la EM.

Existen moléculas que si entran en contacto con tejidos como el endotelio de los vasos sanguíneos, las células se separan dejando espacios por los que pueden pasar otras células. Y esto es lo verdaderamente importante y con lo que nos tenemos que quedar de este apartado.

Así, unas células que segregan citocinas para que se separen otras células, las podríamos ver como proinflamatorias, ya que favorecen la activación de los procesos inflamatorios, mientras que unas células cuyas citocinas indican a los tejidos que se cierren, las podríamos ver como anti-inflamatorias debido a que contribuyen a que el proceso inflamatorio vaya finalizando. Es una manera de verlo.

Quiero reiterar que es una explicación muy simple de cómo funciona la inflamación, pero nos sirve para entender lo que veremos a continuación y que en mi opinión es importantísimo para entender la EM en una de sus fases, que para mí es de las más importantes.

Abriendo las uniones estrechas

Acabamos de ver que existen moléculas que cuando entran en contacto con algunos tejidos, hacen que las células de estos tejidos se separen entre sí.

La finalidad de estas citocinas es abrir el paso, levantar las barreras para permitir el paso a ese ejército defensivo para que pueda llegar al foco de la infección y entrar en combate. También hemos comentado que esto forma parte de un proceso inflamatorio normal.

Hemos visto también que existen tejidos cuyas células se unen mediante un tipo de uniones más fuertes llamadas uniones estrechas. Uno de estos tejidos es el endotelio de la BHE[27]. Recuerda que la BHE separa la sangre del Sistema Nervioso Central.

---

[27] Kniesel U, Wolburg H. Tight junctions of the blood-brain barrier. Cell Mol Neurobiol. 2000 Feb;20(1):57-76. doi: 10.1023/a:1006995910836. PMID: 10690502.

La pregunta que quiero plantear ahora, es la siguiente: ¿Se pueden separar también las células de estos tejidos que utilizan las uniones estrechas para mantener a sus células unidas?

La pregunta tiene sentido, porque estas uniones unen físicamente a las células utilizando unas proteínas especializadas en ello. Son unas uniones celulares mucho más fuertes y estables.

La respuesta es que sí. Sí que se pueden abrir estas uniones, siempre y cuando las células reciban la notificación correcta, es decir, si reciben la citocina o molécula que indica que deben abrirse.

Existen, por tanto, moléculas que abren las uniones estrechas haciendo que se formen agujeros en los tejidos que las utilizan.

Tres de estas moléculas que se sabe pueden provocar la apertura de las uniones estrechas con la consecuencia de que se separen las células de estos tejidos son la IL-22[28], la IL-17[29] y otra llamada zonulina[30].

Las dos primeras son unas citocinas y la tercera es una molécula formada por aminoácidos que se produce en el intestino.

Volveremos a estas 3 moléculas, ya que nos interesa muchísimo conocer las condiciones en las que se secretan.

Pero antes, veamos cuáles podrían ser las consecuencias de la apertura de las uniones estrechas de nuestra BHE para el desarrollo de la EM.

Consecuencias de la apertura de la BHE

Es de suma importancia que entendamos cuáles son las consecuencias de que nuestra BHE tenga sus células separadas. Desde mi punto de vista, es una de las claves de esta enfermedad. Es también uno de los focos del trabajo que realizo para luchar contra la EM que padezco.

¿Qué consecuencias puede tener para nosotros que las células del endotelio de la BHE deshagan sus uniones estrechas y por tanto pierda calidad como barrera? Algo que como hemos visto, se produce, por ejemplo, cuando entran en contacto con moléculas que señalizan la apertura de este tipo de uniones.

Lo que ocurre, es lo mismo que hemos explicado en el ejemplo del proceso inflamatorio. Al separarse las células, se favorece el paso de muchas cosas a través de la BHE. Pasan grandes cosas desde la sangre hasta el SNC. Cuando se separan las células, ya no es necesario ceñirse a esas proteínas especializadas para atravesar la barrera. Ahora se han abierto las grandes

[28] Wang Y, Mumm JB, Herbst R, Kolbeck R, Wang Y. IL-22 Increases Permeability of Intestinal Epithelial Tight Junctions by Enhancing Claudin-2 Expression. J Immunol. 2017 Nov 1;199(9):3316-3325. doi: 10.4049/jimmunol.1700152. Epub 2017 Sep 22. PMID: 28939759.

[29] Huppert J, Closhen D, Croxford A, White R, Kulig P, Pietrowski E, Bechmann I, Becher B, Luhmann HJ, Waisman A, Kuhlmann CR. Cellular mechanisms of IL-17-induced blood-brain barrier disruption. FASEB J. 2010 Apr;24(4):1023-34. doi: 10.1096/fj.09-141978. Epub 2009 Nov 25. PMID: 19940258.

[30] Rahman MT, Ghosh C, Hossain M, Linfield D, Rezaee F, Janigro D, Marchi N, van Boxel-Dezaire AHH. IFN-γ, IL-17A, or zonulin rapidly increase the permeability of the blood-brain and small intestinal epithelial barriers: Relevance for neuro-inflammatory diseases. Biochem Biophys Res Commun. 2018 Dec 9;507(1-4):274-279. doi: 10.1016/j.bbrc.2018.11.021. Epub 2018 Nov 16. PMID: 30449598.

puertas. Unas puertas enormes por las cuales pueden pasar cosas enormes también.

¿Sabes qué es una de esas cosas que sale del torrente sanguíneo y llega al SNC aprovechando la separación de las células? ¿Qué es eso que puede pasar a través de los huecos que se forman cuando las uniones estrechas de la BHE dejan de sujetar fuertemente a dos células adyacentes, llegando al cerebro y a la médula espinal? ¿Te lo puedes imaginar?

Nada más y nada menos que esas células que en su día fueron activadas con un virus y que cuando entran en contacto con la mielina la atacan confundiéndola con ese virus.

Nuestro SNC ya tiene sus propias células especializadas en defensa. Salvo excepciones muy contadas no necesitan que accedan otras células de nuestro Sistema Inmunitario. Además, órganos como el cerebro están muy protegidos, no sólo no necesita, por lo general, ayuda externa sino que son espacios prácticamente sellados. La BHE se encarga, si está sana, de que nada potencialmente peligroso pueda entrar.

Pero al tener las puertas abiertas, estas células salen del torrente sanguíneo, atravesando la BHE y logran llegar al SNC. Y claro, al encontrarse con las neuronas, atacan a la mielina porque han sido programadas para ello.

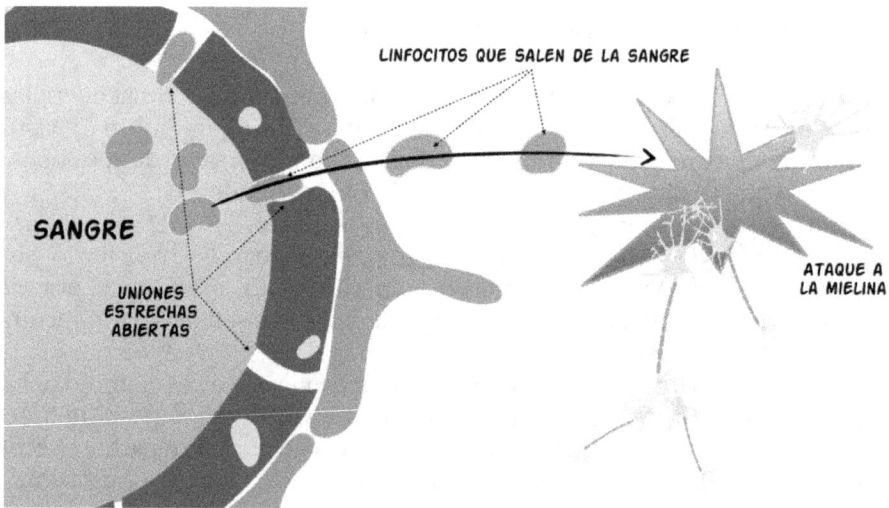

En este punto, me gustaría poner otra cosa encima de la mesa que encuentro relevante al menos mencionar. Nuestro Sistema Inmunitario, no se ha vuelto loco, no ataca a la mielina por capricho. Nuestro Sistema Inmunitario ha sido adiestrado para ello. ¿Recuerdas que era capaz de aprender? Un día en el pasado penetró un intruso al interior de nuestro cuerpo provocando una infección y las células de nuestro Sistema Inmunitario se activaron para atacarlo en el caso de que volviera a aparecer. La primera línea de defensa se encargó de activar a una segunda línea que es más específica.

El problema es que ese agresor se parece demasiado a la mielina y esas células de la segunda línea que fueron adiestradas, desgraciadamente se confunden[31]. Nuestro Sistema Inmunitario se limita a hacer su trabajo lo mejor que puede, no deberíamos echarle la culpa de lo que nos sucede.

Lo relevante aquí, es entender que el problema en la EM, se puede entender como que la BHE tiene sus puertas abiertas. Está en mal estado. Tenemos un órgano que se llama "barrera" que protege algo tan importante como nuestro SNC y resulta que en los pacientes de EM la BHE ha perdido su condición de barrera al tener las uniones estrechas abiertas. Es como la muralla de un castillo pero con las puertas bien abiertas para que pueda entrar el enemigo.

¿Ves la importancia que tiene este órgano en la EM?

¿Entiendes por qué le doy tanta importancia a esta barrera y no dejo de hablar de ella?

De hecho, existen voces que defienden que la EM no debería considerarse estrictamente una enfermedad autoinmune, sino más bien, una enfermedad de la BHE[32].

Deberíamos buscar la manera, por tanto, de recuperar su integridad.

¿Qué hacen los factores ambientales?

Antes de ver el papel que juega el ambiente dentro de una EM, resumamos brevemente lo que hemos visto hasta ahora.

Por un lado, teníamos tres tipos de factores que favorecen el desarrollo de una EM y todo apunta a que los tres necesitan estar presentes para que se pueda desarrollar la enfermedad.

En primer lugar, una infección en el pasado con la que se activó nuestro Sistema Inmunitario. Una primera línea de defensa que activó a una segunda línea, siendo esta segunda línea la que acaba atacando la mielina, confundiéndola con el virus y produciendo las lesiones características de una EM.

En segundo lugar, una genética que hace que esa activación leucocitaria haya tenido lugar de tal manera que se produzca la confusión del virus con nuestra mielina.

En tercer y último lugar, teníamos unos factores ambientales.

La pregunta que te planteo ahora es: Si la infección produjo la activación de linfocitos y la genética produce una combinación de piezas que hace que nuestra mielina sea confundida con ese virus y por tanto atacada,

[31] Ramasamy R, Joseph B, Whittall T. Potential molecular mimicry between the human endogenous retrovirus W family envelope proteins and myelin proteins in multiple sclerosis. Immunol Lett. 2017 Mar;183:79-85. doi: 10.1016/j.imlet.2017.02.003. Epub 2017 Feb 9. PMID: 28189601.

[32] Waubant E. Biomarkers indicative of blood-brain barrier disruption in multiple sclerosis. Dis Markers. 2006;22(4):235-44. doi: 10.1155/2006/709869. PMID: 17124345; PMCID: PMC3850823.

¿cuál es el rol de nuestro ambiente aquí? ¿Qué fase dentro del desarrollo de una EM podría estar favorecida por el ambiente?

¿Qué es lo que hacen en nuestro cuerpo esos factores ambientales para que tengan un rol decisivo dentro de la enfermedad?

En mi opinión, los factores ambientales son los responsables de hacer que la BHE pierda calidad como barrera, que es justo lo que hace falta para que las células que atacan a la mielina puedan entrar dentro del SNC.

Justo la pieza que faltaba para que se produzca el gran desastre.

Desconozco la postura de los profesionales especializados en EM en relación con la BHE y el ambiente, pero yo no tengo la menor duda de que existen una serie de cosas que hacemos en las sociedades modernas que están perjudicando nuestra salud en general. Muchas de estas cosas que hacemos están dañando barreras como la intestinal[33] o la BHE.

Por otro lado, es importante recordar, que si los factores ambientales dependen de nuestro estilo de vida, si dependen de la manera en cómo vivimos y de lo que hacemos en nuestro día a día, y además estas cosas dependen de nosotros, las podríamos cambiar.

Podríamos hacer una serie de cosas de forma diferente a como las hacemos habitualmente. Tratar de evitar hacerlas de la manera en que nos perjudican y pasar a hacerlas de una forma que sean más amigables con nuestra salud.

En el caso de que algunos aspectos de nuestro estilo de vida estén perjudicando la integridad de la BHE añadiendo la última gota para que el vaso se desborde y acaben atacadas nuestras neuronas, si esto fuera así, podríamos trabajar en recuperar una barrera saludable con la mirada puesta en que cesen los ataques.

Podríamos trabajar en el primer gran objetivo. Detener el avance de la enfermedad.

Podríamos trabajar en el alto el fuego.

[33] Jaquez-Durán G, Arellano-Ortiz AL. Western diet components that increase intestinal permeability with implications on health. Int J Vitam Nutr Res. 2023 Nov 27. doi: 10.1024/0300-9831/a000801. Epub ahead of print. PMID: 38009780.

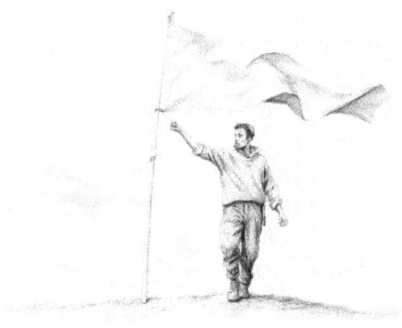

ALTO EL FUEGO

¿Se pueden detener los ataques a la mielina?

Introducción

Acabamos de ver que si recuperamos la integridad de la BHE, nuestra mielina no debería ser atacada. Desconozco qué opinión les merece esto a los expertos en EM, pero yo no tengo la menor duda de que es así. Son muchos los documentos científicos que he leído que no sólo son compatibles con esta idea, sino que también la apoyan y la divulgan. En mi opinión no existen dudas acerca de ello.[34,35,36,37]

El problema, y donde pienso que está la gran incertidumbre, es en cuáles son los aspectos ambientales que desencadenan el daño en esta barrera y que por tanto deberíamos trabajar. ¿Es fumar? ¿Es consumir alcohol? ¿Es no dormir bien? ¿Es comer pan? ¿Es comer carne? ¿Es pasar frío? ¿Pasar calor, tal vez? ¿Qué demonios es lo que favorece que la BHE separe sus células y pierda calidad?

[34] Nishihara H, Perriot S, Gastfriend BD, Steinfort M, Cibien C, Soldati S, Matsuo K, Guimbal S, Mathias A, Palecek SP, Shusta EV, Pasquier RD, Engelhardt B. Intrinsic blood-brain barrier dysfunction contributes to multiple sclerosis pathogenesis. Brain. 2022 Dec 19;145(12):4334-4348. doi: 10.1093/brain/awac019. PMID: 35085379; PMCID: PMC10200307.

[35] Bennett J, Basireddy J, Kollar A, Biron KE, Reickmann P, Jefferies WA, McQuaid S. Blood-brain barrier disruption and enhanced vascular permeability in the multiple sclerosis model EAE. J Neuroimmunol. 2010 Dec 15;229(1-2):180-91. doi: 10.1016/j.jneuroim.2010.08.011. Epub 2010 Sep 15. PMID: 20832870.

[36] Cramer SP, Modvig S, Simonsen HJ, Frederiksen JL, Larsson HB. Permeability of the blood-brain barrier predicts conversion from optic neuritis to multiple sclerosis. Brain. 2015 Sep;138(Pt 9):2571-83. doi: 10.1093/brain/awv203. Epub 2015 Jul 17. PMID: 26187333; PMCID: PMC4547053.

[37] Balasa R, Barcutean L, Mosora O, Manu D. Reviewing the Significance of Blood-Brain Barrier Disruption in Multiple Sclerosis Pathology and Treatment. Int J Mol Sci. 2021 Aug 4;22(16):8370. doi: 10.3390/ijms22168370. PMID: 34445097; PMCID: PMC8395058.

Podría ser cualquier cosa vinculada a nuestro estilo de vida. Los profesionales, cuando se les pregunta, acostumbran a responder que todo es muy incierto.

En esta parte del libro, voy a tratar de explicar aquellas cosas que, en mi opinión, podemos hacer para que nuestra BHE deje de estar dañada y tengamos, por tanto, la oportunidad de trabajar en un alto el fuego y podamos recuperar su integridad. Recuperar la gran muralla del castillo.

No debes perder de vista que yo no soy un profesional de la salud. Aunque me apoyo en documentos científicos, nada impide que puedan estar equivocados, que los pueda haber malinterpretado o que haya sacado conclusiones erróneas.

Además, como absolutamente cualquier otra información que recibas, deberías tratar de sacar tus propias conclusiones y hacer tus propios razonamientos.

En el caso de que padezcas EM o la padezca algún familiar tuyo, creo que el tema es suficientemente serio como para echar un ojo a los documentos a los que hago referencia y ver que no digo ninguna tontería.

En mi opinión la EM sí tiene cura. Ya he explicado algunas cosas acerca del por qué pienso así. Ahora vamos a terminar de cerrar la ecuación y trataré de explicar qué podemos hacer para devolver la salud a nuestra BHE, o al menos intentarlo.

Quiero hacer hincapié en algo que considero fundamental cuando se trata de trabajar alguna enfermedad crónica. **No se trata de buscar qué cosas buenas incorporar a nuestras vidas**, que por cierto, está muy bien hacerlo. **De lo que se trata es de buscar qué cosas malas debemos eliminar**. Aquí es donde reside la clave para trabajar este tipo de enfermedades y este es el enfoque principal que hago yo en la EM.

Por tanto, como tantas y tantas cosas en el mundo moderno vinculadas a la salud, veremos que **para devolver la integridad a la BHE, lo que tenemos que hacer es dejar de dañarla**.

Nuestra BHE tiene la capacidad de estar sana, el problema es que estamos haciendo algo que la está dañando. La idea que planteo en este libro es dejar de hacerlo, dejar de dañarla.

Si nos untamos la mano con pomada antiquemaduras mientras la continuamos dejando en el fuego, jamás se pondrá bien. Es necesario sacar la mano del fuego, sólo así le daremos la oportunidad para sanar. Esto es lo que haremos con la BHE. La sacaremos del fuego y la dejaremos de dañar. Eliminaremos aquello que pueda ser perjudicial para ella, o al menos, es lo que vamos a intentar hacer.

Veamos entonces cómo podemos, en mi opinión, detener el avance de la EM sacando la BHE de ese fuego en el que ha caído.

Un enemigo de tu salud

Gluten

Antes de entrar en detalle acerca de lo que el gluten hace en nuestro organismo, quiero que tengas claro que se trata de un alimento nuevo para nuestra especie.

Si el género Homo lleva existiendo unos 2,5 millones de años (tal vez 3 millones), el gluten, al menos en la Península Ibérica que es donde yo vivo, lleva con nosotros unos 7500 años, tomando como referencia la fecha en la que llegó la agricultura a estas tierras. Desconozco cuándo se cultivaron los primeros cereales aquí.

No quiero que nadie se ponga tiquismiqui, por favor. Siempre están los que afirman que existen evidencias de que durante el periodo Paleolítico echaban algún cereal en los caldos o en las sopas, por ejemplo, y que por eso comíamos cereales.

Afirmar esto sería defender una dieta a través de la falacia de la evidencia anecdótica.

Lo más antiguo que he podido encontrar, es que unos investigadores afirman haber descubierto unos restos de lo que podrían ser migas de pan correspondientes a unos 4500 años antes del desarrollo de la agricultura y que probablemente fuera trigo. Esto es perfectamente posible, pero no significa que los humanos nos alimentáramos de cereales. No era ni de lejos la base de nuestra dieta.

No hemos evolucionado con ellos. Nuestra dieta hasta que finalizó la última glaciación era carnívora. Éramos principalmente cazadores añadiendo la recolección, especialmente en los periodos interglaciales. El Homo sapiens se ha desarrollado siendo cazador recolector, aunque principalmente, cazador.

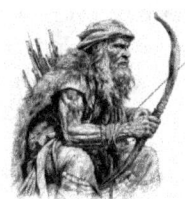

Además, la cantidad de gluten que representa echar unos cereales a un caldo, es realmente ínfima si la comparamos con la ingente cantidad de gluten que se come en una sociedad moderna que sigue las recomendaciones oficiales de hacer cinco comidas al día y tiene a los cereales en la base de la pirámide alimenticia.

Nosotros como animales, no habíamos comido gluten hasta el desarrollo de la agricultura, que fue cuando los empezamos a cultivar. En periodos pre-agricultura no comíamos cereales molidos ni en forma de pan ni de ninguna otra forma, salvo que se trate de casos anecdóticos.

Dicho esto, si algo es nuevo, es de esperar que también tenga efectos nuevos o inesperados en nuestro cuerpo. Que nuestro organismo reaccione de alguna manera nueva ante estos estímulos también nuevos.

Y esto es algo que ocurre con el gluten.

Trataré de explicarlo.

Zonulina

La zonulina es una molécula descubierta por Alessio Fasano, un inmunólogo investigador de la Universidad de Maryland, especializado en celiaquía.

Fasano descubrió que cuando las células de nuestro intestino entran en contacto con el gluten, fabrican esta molécula llamada zonulina[38].

Esto ocurre en el enterocito, que es la principal célula de nuestro intestino delgado y que podríamos considerar la puerta hacia el interior de nuestro organismo para todo aquello que comemos.

Es atravesando el enterocito, que lo que hay en el intestino llega hasta la sangre, y así, a través del torrente sanguíneo, podrá distribuirse por todo nuestro organismo. Aquello que no entre en estas células, en cambio, nunca llegará a la sangre. En su lugar, continuará su camino por el tracto digestivo para ser excretado.

Lo que descubrió Fasano, es que el enterocito, cuando entra en contacto con el gluten, en particular con la gliadina, que es una de sus proteínas, segrega esta molécula llamada zonulina.

¿Y sabes qué efecto tiene la zonulina en nuestro organismo?

Lo que descubrieron, es que esta molécula que se produce en presencia del gluten, actúa como regulador de las uniones estrechas[39]. Recuerda que son aquellas moléculas encargadas de sujetar fuertemente unas células con las otras en algunos tejidos.

Fasano descubrió esto en el intestino delgado. Observó que las uniones estrechas que unían los enterocitos, se deshacían en presencia de la zonulina, con la consecuencia de que se formaban espacios por donde podían pasar moléculas que no estaban suficientemente digeridas, y que nunca deberían llegar hasta la sangre. La zonulina contribuye, por tanto, a aumentar la permeabilidad intestinal con las consecuencias que esto pueda tener para nuestra salud[40].

Pero dejando el intestino a un lado, volvamos a lo que nos interesa y recordemos que otro tejido que utiliza el mismo tipo de uniones es la BHE. Deberíamos ser todos conscientes de la importancia que tiene este órgano en una EM. Es vital que no pierda la condición de barrera ya que protege a nuestro SNC.

---

[38] Fasano A. Zonulin and its regulation of intestinal barrier function: the biological door to inflammation, autoimmunity, and cancer. Physiol Rev. 2011 Jan;91(1):151-75. doi: 10.1152/physrev.00003.2008. PMID: 21248165.

[39] Fasano A. Zonulin, regulation of tight junctions, and autoimmune diseases. Ann N Y Acad Sci. 2012 Jul;1258(1):25-33. doi: 10.1111/j.1749-6632.2012.06538.x. PMID: 22731712; PMCID: PMC3384703.

[40] Paray BA, Albeshr MF, Jan AT, Rather IA. Leaky Gut and Autoimmunity: An Intricate Balance in Individuals Health and the Diseased State. Int J Mol Sci. 2020 Dec 21;21(24):9770. doi: 10.3390/ijms21249770. PMID: 33371435; PMCID: PMC7767453.

A raíz de lo observado en el intestino, yo defiendo firmemente que la zonulina podría deshacer también las uniones estrechas de este órgano encargado de proteger a nuestras neuronas[41,42].

Aquí es fácil pensar que como el intestino queda lejos de la BHE, no debería ser algo muy preocupante. Pero debemos ser conscientes de que el intestino delgado, como acabo de describir, es la principal puerta de entrada hacia nuestro cuerpo. Es el principal órgano encargado de la absorción de nutrientes, de hacer que los nutrientes puedan pasar del mundo exterior al interior de nuestro organismo.

Aquello que logre atravesar las células del intestino y por tanto llegar hasta la sangre, utilizará el torrente sanguíneo para distribuirse por todo nuestro cuerpo. Y salvo que nuestro corazón deje de bombear, también llegará hasta los vasos sanguíneos que riegan el cerebro y la médula espinal, es decir, hasta nuestra BHE. Es lógico que llegue hasta la BHE, ya que nuestro cerebro también se alimenta de aquello que comemos, y los nutrientes llegan por la sangre habiendo pasado previamente por el enterocito.

De hecho, la principal función de los enterocitos es la absorción de nutrientes. Los nutrientes entran literalmente en el enterocito por un lado y salen por el otro para llegar así a los vasos sanguíneos.

Es comprensible que lo que se encuentre en el interior de estas células intestinales pueda llegar sin mucha dificultad hasta la sangre, ya que esa es su función.

Por tanto, la zonulina, esta molécula que abre las uniones estrechas, al estar dentro de estas células, acaba también en la sangre. Lo que acaba en la sangre, se distribuye hasta el último rincón de tu organismo, incluida la BHE. Y allí, poco a poco, podrá ir deshaciendo sus uniones estrechas, separando las células del endotelio y dejando a nuestro SNC a merced de cualquier enemigo que esté dispuesto a cruzar la barrera y hacerle daño, como por ejemplo, esas células de nuestro Sistema Inmunitario que un día fueron activadas y que confunden la mielina con un virus, atacándola y produciendo las lesiones típicas de una EM.

Altos niveles de zonulina en brotes de EM

Encuentro interesante hacer mención de algo que reportaron las investigaciones de Alessio Fasano con relación a la zonulina y la EM.

Los investigadores analizaron los niveles de zonulina en sangre en un grupo de pacientes de EM y encontraron que aquellos que estaban atravesando un periodo de brotes, tenían los niveles de esta molécula muy por

---

[41] Camara-Lemarroy CR, Silva C, Greenfield J, Liu WQ, Metz LM, Yong VW. Biomarkers of intestinal barrier function in multiple sclerosis are associated with disease activity. Mult Scler. 2020 Oct;26(11):1340-1350. doi: 10.1177/1352458519863133. Epub 2019 Jul 18. PMID: 31317818.

[42] Wu H, Wang J, Teng T, Yin B, He Y, Jiang Y, Liu X, Yu Y, Li X, Zhou X. Biomarkers of intestinal permeability and blood-brain barrier permeability in adolescents with major depressive disorder. J Affect Disord. 2023 Feb 15;323:659-666. doi: 10.1016/j.jad.2022.11.058. Epub 2022 Dec 7. PMID: 36493942.

encima, si se comparaban con aquellos que estaban en periodo de remisión.

De hecho, los niveles de zonulina de los pacientes que estaban en remisión eran similares a los niveles observados en el grupo de control.

Según informaron, esto era independiente de si la EM era recurrente remitente o secundaria progresiva.

Puedes ver los datos reportados por la investigación, en la siguiente gráfica:

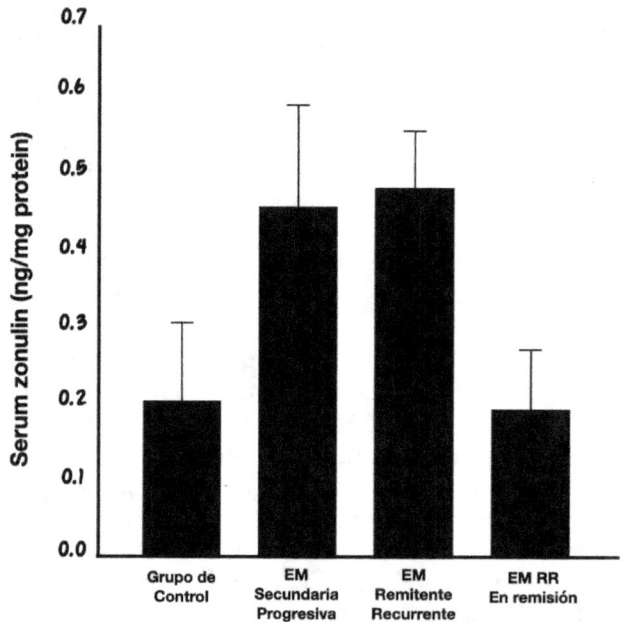

Fasano A. Zonulin and its regulation of intestinal barrier function: the biological door to inflammation, autoimmunity, and cancer. Physiol Rev. 2011 Jan;91(1):151-75. doi: 10.1152/physrev.00003.2008. PMID: 21248165.

Pueden existir otros factores que desencadenen la liberación de zonulina, ya que se trata de una molécula reguladora de las uniones estrechas. Nuestro organismo necesita esta regulación, se trata de algo natural y que debería formar parte de una fisiología saludable. El problema es que cuando hay gluten en el intestino, se produce el mismo efecto desencadenante de la producción de esta molécula. Y este alimento, no debería formar parte de nuestro plato y mucho menos estar en nuestro intestino. Al estar presente el gluten, nuestro cuerpo produce una cantidad mucho mayor de zonulina.

La producción de zonulina debería tener lugar exclusivamente a raíz de los estímulos naturales para nuestra especie, sean los que sean. Por desgracia, en las sociedades occidentales modernas, también se fabrica zonulina debido a los estímulos producidos por el consumo de gluten. Estos últimos no deberían producirse, sencillamente porque no deberíamos comerlo. Aún así, para un individuo medio, se dan con una frecuencia enorme todos los días.

En mi experiencia, habiendo participado en innumerables charlas sobre el gluten y la zonulina, puedo decir que existe una diversidad de opiniones enorme. Gente que niega esta relación y gente como yo que la defiende a muerte.

También hay que tener en cuenta que cabe la posibilidad de que exista alguna predisposición genética que haga que fabriquemos más o que fabriquemos menos zonulina. Es una posibilidad que haría que algunos individuos produzcan más de esta molécula que otros. Sinceramente no lo sé, y si fuera así, desconozco en qué grupo me encuentro yo.

Lo que sí sé, es que esta interacción entre la gliadina del gluten y las células de nuestro intestino está ampliamente documentada, y en mi opinión, no debería existir ninguna duda al respecto.

Además, también sé que padezco EM y que existe una posibilidad enorme de que el gluten haga que mis células sinteticen una molécula que con el tiempo puede acabar perjudicando mi BHE.

Por otro lado, considero que el gluten no es necesario para mi especie. De hecho lo pienso acerca de todos los cereales. Recordemos que se trata de un alimento que hemos incorporado muy recientemente a nuestra dieta. Hemos evolucionado sin ellos y sobrevivido durante millones de años sin comerlos. Así que en mi opinión, si no los como, no voy a perjudicar mi salud ni me va a faltar absolutamente ningún nutriente, y en el mejor de los casos, estaré reduciendo uno de los factores ambientales que desde la perspectiva con la que yo lo veo, podría formar parte de la cadena de sucesos que acaban favoreciendo el desarrollo de mi EM.

Por tanto, en lugar de comer un plato de macarrones me como un trozo de carne y en lugar de desayunar un bocadillo, me preparo unos huevos. Y si quiero picar algo entre comidas, me corto un trozo de queso de cabra en lugar de comer unas galletas.

No debemos olvidar que el gluten está por todas partes, y en las sociedades modernas es muy complicado evitar comerlo. Aquellas personas que tratan de evitarlo, se encuentran con muchísimos conflictos sociales y culturales. Una navidad sin gluten, una fiesta de cumpleaños sin gluten, unos aperitivos sin gluten, vete a comer o a cenar y no comas pan, pasta, pizza, etc. No es nada fácil desde una perspectiva sociocultural esquivar este alimento.

En nuestras sociedades occidentales modernas, desayunamos cereales, comemos cereales y cenamos cereales. Entre estas comidas, también se acostumbra a comer algo con cereales, por ejemplo una merienda con cereales. Pan, biscotes, galletas, bollería y todas las porquerías que seamos capaces de imaginar. Mucha gente hace cinco comidas cada día y todas con gluten.

Un individuo típico que viva en una sociedad moderna está constantemente produciendo esta molécula llamada zonulina, que inevitablemente acabará en la sangre, a través de la cual circulará hasta llegar a la BHE, órgano en el que podrá poco a poco ir deshaciendo las uniones estrechas y separar sus células.

Eliminar el gluten de nuestra dieta, es algo que en mi opinión, sólo puede hacernos bien.

Para mí, se trata de un aspecto fundamental en el que todos los pacientes de EM deberían trabajar.

Mi estrategia frente al gluten

La estrategia que he llevado a cabo para deshacerme del gluten ha sido algo tan sencillo a la vez que complicado como no comer gluten.

Ya he comentado que es algo difícil desde una perspectiva social y cultural. No sólo estamos rodeados de gluten sino que también estamos rodeados de personas que lo defienden. Y no suficiente con ello, estamos también rodeados de personas que critican a los que tratamos de evitar consumirlo. Para esta sociedad, somos unos conspiranóicos.

Si no comes gluten porque eres celíaco te perdonan. Si es por otro motivo te querrán quemar en la hoguera.

Descubrí la zonulina mucho antes de vincularla con la BHE. Al principio, el vínculo que yo le atribuía con las enfermedades autoinmunes era otro, un vínculo que por cierto, todavía sigue vigente y tiene que ver con un aumento de la permeabilidad intestinal. Cuando descubrí la BHE y entendí el peligro de comer gluten dentro del contexto de la EM, lo dejé por completo y se convirtió en una prioridad absoluta e innegociable.

Mi objetivo pasó a ser el reducir la zonulina al máximo. No recuerdo dónde leí que esta molécula permanece en nuestro cuerpo durante unos 4 meses aproximadamente. Estuve varios años sin probarlo en ninguna de sus formas.

Recuerdo que durante unas vacaciones en la isla de Cerdeña me invitaron a unos fideos con bogavante. Era Italia, el paraíso de la pasta y era con bogavante, un auténtico manjar. Esa fue la primera excepción en mucho tiempo en la que comí gluten.

El gluten es un alimento muy apetecible, especialmente cuando estamos estresados o tenemos problemas. Puede venir en forma de galletas, croissants, bocadillos, pasteles y todas esas porquerías que juntan trigo, azúcar y alguna otra cosa que aporte sabor. Es muy cómodo comprarlo y también comerlo.

Hoy, si estoy en una situación delicada moralmente, estoy estresado o necesito algo para alimentar mi alma, me compro un poco de jamón de bellota, un trozo de queso del bueno o algo por el estilo.

Hay muchos productos en los supermercados que no acostumbramos a comprar y además de estar buenísimos, pueden ser saludables y no requieren preparación.

Uno de mis favoritos es el hígado de bacalao aunque luego necesito lavarme las manos. Durante mucho tiempo fueron los frutos secos o la fruta.

Es cierto que he hecho alguna excepción de tanto en tanto y he comido gluten pero nunca ha dejado de ser eso. Una excepción.

En mi día a día jamás como gluten. Cuando hago alguna excepción es si estoy en algún cumpleaños y me ofrecen un trozo de tarta o incluso alguna galleta en navidad. Otra excepción que hago es cuando voy a comer con mi hija, a veces me pido de postre un brownie con helado y nata. No es frecuente que me lo pida, pero tengo muy claro que si voy a comer gluten o azúcar (ya llegaremos al azúcar) no lo voy a hacer con unos macarrones. Si como gluten, para un día que lo como, lo voy a disfrutar de verdad.

La cuestión es reducirlo al máximo para tener los niveles de zonulina al mínimo. Al menos todo lo que nuestra sociedad, nuestra cultura y nuestro entorno nos lo permita.

Deberíamos tener los niveles tan bajos, que de tanto en tanto podamos permitirnos un capricho, ya sea en una fiesta o en un viaje de vacaciones. Que lo podamos disfrutar de verdad pero siempre prestando especial atención a la zonulina que pudieramos tener todavía en el cuerpo, como consecuencia de nuestra última ingesta. Debemos evitar acumularla en exceso ya sea en el enterocito o en la sangre.

Cuanta menos zonulina en nuestro cuerpo, mejor. Y para lograrlo, tenemos que evitar comer gluten.

Acerca de nuestras defensas

Dos tipos de célula de nuestro Sistema Inmunitario

En el capítulo anterior, expliqué muy por encima un proceso inflamatorio. Aunque fuera una explicación muy simple, mencioné que existen unos linfocitos auxiliares cuyas tareas de defensa consisten en ayudar a otras células para que puedan efectuar el ataque. Estos linfocitos auxiliares reciben el nombre de TH por las siglas en inglés de Linfocito T Helper.

Si podemos ver la inflamación como la puesta en marcha de nuestro sistema de defensa para poner en orden algo que está mal en nuestro organismo, como podrían ser una infección o un traumatismo, tendremos que considerar a los linfocitos T Helper como proinflamatorios, ya que participan en estos procesos promoviéndolos. Estas células colaboran para que se puedan llevar a cabo las tareas de defensa que sean necesarias, y lo hacen, utilizando para ello unas moléculas pequeñas llamadas citocinas.

Recuerda que las citocinas forman parte de nuestro sistema de comunicación celular.

De la misma manera que existen citocinas que promueven la inflamación, existen otras citocinas que hacen lo contrario. La van reduciendo para que entre en remisión. Estas citocinas que disminuyen la inflamación, serán segregadas por unas células que podríamos considerar antiinflamatorias.

Estoy haciendo una explicación muy simple de algo que es bastante más complejo, pero la idea creo que es fácil de entender.

Existen unas células cuya comunicación favorece la inflamación y otras cuya comunicación hace que la inflamación vaya terminando.

También es fácil entender, y aquí es donde quiero llegar, que ambos grupos deberían mantener algún tipo de equilibrio entre sí.

Si por cualquier motivo tuviéramos más células proinflamatorias de las que debiéramos tener, a la vez que el número de células antiinflamatorias fuera más reducido, estaríamos en una situación en la que se podrían iniciar procesos inflamatorios cuando estos no resultan realmente necesarios.

Se estaría favoreciendo una inflamación constante de bajo grado. Poco a poco y de forma suave, siempre tendríamos algún proceso inflamatorio en marcha en nuestro organismo.

Y este es precisamente uno de los problemas que tenemos en las sociedades occidentales modernas, ya que es fácil que los individuos que vivimos en ellas, padezcamos inflamación crónica de bajo grado.

Crónica significa que está siempre con nosotros. Así, que de forma continua estamos un poquito inflamados.

Tener inflamación crónica de bajo grado, implicaría, por tanto, que en nuestro cuerpo existe algún tipo de desequilibrio. Conviene añadir que nuestro estilo de vida moderno tiene mucho que ver aquí. Enseguida lo abordaremos.

Para entender lo que quiero transmitir, algo que considero muy importante en el tema que nos ocupa, además de que me gusta justificar aquello que digo, tratemos de ver dos tipos de célula. Los linfocitos TH17 y los linfocitos TReg. Dos células de nuestro Sistema Inmunitario.

El primer grupo es considerado proinflamatorio[43], mientras que el segundo, antiinflamatorio[44].

Entender de dónde salen estas células, nos ayudará a comprender que muy probablemente debamos hablar de un desequilibrio. Y de ser así, deberíamos trabajar en devolver el equilibrio perdido.

---

[43] Martinez GJ, Nurieva RI, Yang XO, Dong C. Regulation and function of proinflammatory TH17 cells. Ann N Y Acad Sci. 2008 Nov;1143:188-211. doi: 10.1196/annals.1443.021. PMID: 19076351; PMCID: PMC5793850.

[44] Kondělková K, Vokurková D, Krejsek J, Borská L, Fiala Z, Ctirad A. Regulatory T cells (TREG) and their roles in immune system with respect to immunopathological disorders. Acta Medica (Hradec Kralove). 2010;53(2):73-7. doi: 10.14712/18059694.2016.63. PMID: 20672742.

Por otro lado, deseo que tras esta explicación, comprendas por qué les doy tanta importancia a estas células dentro del contexto de la EM.

Aunque vamos a hablar de células, ya verás que no es complicado.

Linfocitos TH17

Nuestro Sistema Inmunitario es como un complejo ejército especializado en tareas de defensa. Está compuesto por diferentes tipos de célula y cada uno de estos tipos tiene un rol particular en las tareas defensivas. Por otro lado, cuando se reciben mensajes o estímulos que indican algún tipo de acción por parte de estas células, también acostumbran a participar otras células que no forman parte del Sistema Inmunitario.

Esto lo expliqué en el ejemplo de inflamación, en el que las células de los vasos sanguíneos respondían ante las señales enviadas por algunos linfocitos auxiliares. En el ejemplo que puse, se separaban las células de los vasos sanguíneos con la intención de dejar pasar al ejército defensivo, para que pueda salir de la sangre y llegar así al foco de la infección.

Es importante recordar que se llaman "auxiliares" porque no se dedican a atacar directamente al malo, por ejemplo a algún virus que pueda haber entrado en nuestro cuerpo, sino que la manera que tienen estas células auxiliares de participar en la defensa, es ayudando a otras células para que esas otras células sean las que puedan materializar el ataque.

Entender este concepto auxiliar, es importantísimo para lo que me interesa transmitir. Recuerda que la "H" en el nombre de estos linfocitos T, viene de helper, que significa ayudante en inglés.

Unas células auxiliares de este tipo que se vinculan con muchísimos problemas inflamatorios y enfermedades autoinmunes son los linfocitos TH17[45]. Son unas células, para las que se ha reportado un rol muy importante dentro de la EM[46] y voy a hablar un poco acerca de ellas.

Se llaman TH17 porque son unos linfocitos T auxiliares (linfocitos T Helper). El número 17 viene porque se descubrió que son ellos los que secretan una citocina llamada IL-17. Se conocía esta molécula pero no se sabía quién la fabricaba. Cuando se descubrieron estas células, se les puso el mismo nombre: TH17.

La IL-17, es una molécula que entre otras funciones atrae a otras células del Sistema Inmunitario[47]. Así, cuando esta molécula es segregada, recluta al ejército. Es como si tiras migas de pan en un parque y vienen los pajaritos, o si echas azúcar en el césped, ya verás que se llena de hormigas. Pues más o menos lo mismo.

---

[45] Singh RP, Hasan S, Sharma S, Nagra S, Yamaguchi DT, Wong DT, Hahn BH, Hossain A. Th17 cells in inflammation and autoimmunity. Autoimmun Rev. 2014 Dec;13(12):1174-81. doi: 10.1016/j.autrev.2014.08.019. Epub 2014 Aug 23. PMID: 25151974.

[46] Jadidi-Niaragh F, Mirshafiey A. Th17 cell, the new player of neuroinflammatory process in multiple sclerosis. Scand J Immunol. 2011 Jul;74(1):1-13. doi: 10.1111/j.1365-3083.2011.02536.x. PMID: 21338381.

[47] McGeachy MJ, Cua DJ, Gaffen SL. The IL-17 Family of Cytokines in Health and Disease. Immunity. 2019 Apr 16;50(4):892-906. doi: 10.1016/j.immuni.2019.03.021. PMID: 30995505; PMCID: PMC6474359.

¿Sabes qué otra cosa es lo que comunica esta citocina? ¿Qué otra cosa hace esta molécula en las células? Y otra pregunta, ¿A quién va destinada esta comunicación?

Respondamos primero quién es el destinatario de los mensajes. ¿A quién van destinadas las citocinas segregadas?

En un organismo complejo como el nuestro, existen infinidad de moléculas que hacen contacto con otras. Hormonas, vitaminas, citocinas y muchas más. Es habitual que muchas de estas moléculas circulen por el torrente sanguíneo.

Las citocinas en particular, hacen contacto con los receptores que les son compatibles. Las células tienen receptores que en el caso de ser compatibles con una molécula, ¡voilá! Se hace el contacto y tiene lugar la magia.

Los biólogos, como norma, llaman a los receptores con el nombre de la molécula seguido de una R mayúscula. Así, el receptor de la IL-17 se denomina IL-17R y el de la IL-22 se llama IL-22R. Pongo estas dos citocinas como ejemplo, porque ambas son segregadas por las células TH17[48] y nos interesan.

¿Sabes cuáles son unas células que tienen receptores para estas 2 citocinas? ¿Podrías imaginarlo?

Nada más y nada menos que las células del endotelio de la BHE[49]. Ese tejido que protege a nuestro Sistema Nervioso Central y que debería mantener sus células muy bien unidas.

Las células del endotelio de esta barrera, tienen receptores para estas dos citocinas que segregan los linfocitos auxiliares TH17 de los que estamos hablando.

Al tener receptores para estas dos citocinas proinflamatorias, las células de la BHE reaccionarán ante la solicitud de participar en el proceso inflamatorio, sea cual sea el que se esté produciendo. Ya he comentado que en los procesos inflamatorios también participan células que no son del Sistema Inmunitario.

Las células del endotelio de la BHE son un ejemplo de células que no pertenecen al Sistema Inmune, pero que participan en estos procesos. Sólo es necesario que su receptor entre en contacto con la citocina adecuada para recibir el estímulo necesario y actuar en consecuencia.

¿Y cuál es el efecto que tiene que los receptores entren en contacto con las citocinas? ¿Qué hacen las células del endotelio de la BHE cuando entran en contacto con ellas? ¿Cuál es su reacción?

---

[48] Nograles KE, Zaba LC, Guttman-Yassky E, Fuentes-Duculan J, Suárez-Fariñas M, Cardinale I, Khatcherian A, Gonzalez J, Pierson KC, White TR, Pensabene C, Coats I, Novitskaya I, Lowes MA, Krueger JG. Th17 cytokines interleukin (IL)-17 and IL-22 modulate distinct inflammatory and keratinocyte-response pathways. Br J Dermatol. 2008 Nov;159(5):1092-102. doi: 10.1111/j.1365-2133.2008.08769.x. Epub 2008 Aug 5. PMID: 18684158; PMCID: PMC2724264.

[49] Kebir H, Kreymborg K, Ifergan I, Dodelet-Devillers A, Cayrol R, Bernard M, Giuliani F, Arbour N, Becher B, Prat A. Human TH17 lymphocytes promote blood-brain barrier disruption and central nervous system inflammation. Nat Med. 2007 Oct;13(10):1173-5. doi: 10.1038/nm1651. Epub 2007 Sep 9. PMID: 17828272; PMCID: PMC5114125.

Ocurre que las células de la BHE, al recibir estas dos citocinas, responden ante esta comunicación, deshaciendo sus uniones estrechas[50], con la consecuencia de que entre ellas se forman huecos que pueden llegar a ser enormes. Las células de los vasos sanguíneos dejan, por tanto, de agarrarse fuertemente unas a las otras[51].

Me gusta repetir las cosas con otras palabras cuando las encuentro especialmente importantes, así que lo volveré a decir aunque corra el riesgo de parecer cansino.

Cuando las células del endotelio de la BHE reciben los mensajes enviados por los linfocitos auxiliares TH17, deshacen sus uniones estrechas[52], dejando espacios abiertos que impiden garantizar la calidad de la BHE como barrera. Es decir, que nuestra BHE empieza a abrir sus puertas para permitir el paso de cosas que no deberían pasar si las puertas estuvieran cerradas.

En el capítulo anterior ya expliqué muy por encima que esto forma parte de un proceso inflamatorio normal. Es bueno que se separen las células de los tejidos ya que las células deben poder migrar de un lugar a otro. Es necesario para poder mantener buena salud, especialmente porque nuestros soldados defensivos deben ser capaces de poder viajar hasta donde se ha producido una infección para poder eliminar al malo.

Así, que es normal que estas aperturas tengan lugar. El problema, como veremos más adelante, es que tal vez esto nos está ocurriendo con demasiada frecuencia y de forma algo exagerada a algunas personas.

La cuestión es que estos linfocitos TH17 tienen como función, por un lado, reclutar a otras células, y por otro, separar las uniones estrechas de la BHE para que el ejército reclutado pueda cruzarla y llegar al otro lado. En nuestro caso, no olvidemos, el otro lado de la BHE es nuestro SNC con nuestras neuronas y nuestra mielina.

Recuerda que en los pacientes de EM esta separación celular tiene la grave consecuencia de que permite la entrada al SNC de aquellas células que atacan físicamente a la mielina materializando la enfermedad.

Si he logrado transmitir correctamente las consecuencias de esta apertura, entenderás la importancia que tiene el evitar que tengamos un exceso de actividad de estos linfocitos TH17. Debemos evitar a toda costa tener mucha IL-17 o IL-22 en la sangre, ya sea reduciendo el número de estas células auxiliares o reduciendo su agresividad.

---

[50] Ni P, Dong H, Wang Y, Zhou Q, Xu M, Qian Y, Sun J. IL-17A contributes to perioperative neurocognitive disorders through blood-brain barrier disruption in aged mice. J Neuroinflammation. 2018 Nov 30;15(1):332. doi: 10.1186/s12974-018-1374-3. PMID: 30501622; PMCID: PMC6267879.

[51] Balasa R, Barcutean L, Balasa A, Motataianu A, Roman-Filip C, Manu D. The action of TH17 cells on blood brain barrier in multiple sclerosis and experimental autoimmune encephalomyelitis. Hum Immunol. 2020 May;81(5):237-243. doi: 10.1016/j.humimm.2020.02.009. Epub 2020 Feb 28. PMID: 32122685.

[52] Kebir H, Kreymborg K, Ifergan I, Dodelet-Devillers A, Cayrol R, Bernard M, Giuliani F, Arbour N, Becher B, Prat A. Human TH17 lymphocytes promote blood-brain barrier disruption and central nervous system inflammation. Nat Med. 2007 Oct;13(10):1173-5. doi: 10.1038/nm1651. Epub 2007 Sep 9. PMID: 17828272; PMCID: PMC5114125.

Aquí te informo que algunos de los medicamentos utilizados en EM tienen como objetivo incidir de alguna manera en estas células auxiliares TH17. Ahora conoces el motivo.

Las estrategias que podríamos aplicar, podrían ser el intentar que la población de estos linfocitos TH17 no sea muy grande, así como intentar que estos linfocitos estén más tranquilos y sin ganas de mucha guerra. Creo que es bastante razonable enfocarlo así.

Veremos en qué consisten estas dos estrategias, pero antes quiero que conozcas otro tipo de célula, que también forma parte de nuestro Sistema Inmunitario y que tiene un rol muy importante en los procesos inflamatorios, al menos en mi opinión.

No sólo me interesa que entiendas su función sino también que comprendas la relación que tienen estas otras células que vamos a ver, con los linfocitos TH17 de los que estamos hablando.

Linfocitos T Reguladores

Si los linfocitos TH17 colaboran en los procesos inflamatorios promoviéndolos, existe otro tipo de linfocitos que, por decirlo de alguna manera, hacen lo contrario.

Se trata de los linfocitos T Reguladores (TReg). Su trabajo, como su nombre indica, consiste en regular a nuestro Sistema Inmunitario para que no se desmadre demasiado.

Así, mientras los TH17 son proinflamatorios, estos linfocitos TReg, son considerados antiinflamatorios[53].

Si en las sociedades occidentales modernas tenemos, por lo general, un Sistema Inmunitario exageradamente activo y agresivo (padecemos alergias, eczemas, enfermedades autoinmunes, etc.), es fácil entender que unas células que lo regulan poniendo un poco de orden, resultan, por lo menos, muy interesantes.

Cuando los TReg entran en acción, las células que están en el campo de batalla comienzan a calmarse y la guerra tiende a disminuir y a finalizar[54].

Así, si para los TH17 habíamos planteado que podría ser interesante una abordaje que reduzca su población y también que reduzca su excesiva actividad, no ocurre lo mismo para estos linfocitos TReg. Estos, al menos echando un primer vistazo, podríamos afirmar que lo que necesitamos es que su población aumente. Que pongan un poco de orden y además que hagan bien su trabajo.

Pero no debemos caer en errores. Como todo en la naturaleza, lo correcto es que exista un equilibrio entre ambas poblaciones leucocitarias.

[53] Workman CJ, Szymczak-Workman AL, Collison LW, Pillai MR, Vignali DA. The development and function of regulatory T cells. Cell Mol Life Sci. 2009 Aug;66(16):2603-22. doi: 10.1007/s00018-009-0026-2. Epub 2009 Apr 24. PMID: 19390784; PMCID: PMC2715449.

[54] Corthay A. How do regulatory T cells work? Scand J Immunol. 2009 Oct;70(4):326-36. doi: 10.1111/j.1365-3083.2009.02308.x. PMID: 19751267; PMCID: PMC2784904.

Por tanto, deberíamos tratar de mantener la proporción adecuada entre ambos tipos de célula.

Dicho esto, estamos obligados a hacer la pregunta del millón. ¿Cómo podemos mantener el equilibrio entre ambas poblaciones celulares?

La respuesta es tan sencilla como complicada a la vez. Sea cuál sea la proporción correcta, es la que se da en la naturaleza. Parece fácil pero no lo es, ya que vivimos en el mundo occidental moderno.

Para entenderlo, tenemos que indagar algo más en esto.

Diferenciación celular

En biología existe una cosa llamada diferenciación celular. Cuando los biólogos dicen que una célula se diferencia, lo que están diciendo es que la célula se especializa en una tarea más concreta dentro de nuestro organismo. La célula, tras la diferenciación, adquiere, por tanto, un rol más específico.

Las células evolucionan y se diferencian dependiendo de diversos estímulos recibidos de su ambiente y formando lo que se conoce como una jerarquía. Unas células más genéricas que se convierten en otras más especializadas.

Pondré un ejemplo con los linfocitos que estamos viendo, porque es algo que me interesa mucho que entiendas, ya que así podrás entender la relación que existe entre los TH17 y los TReg.

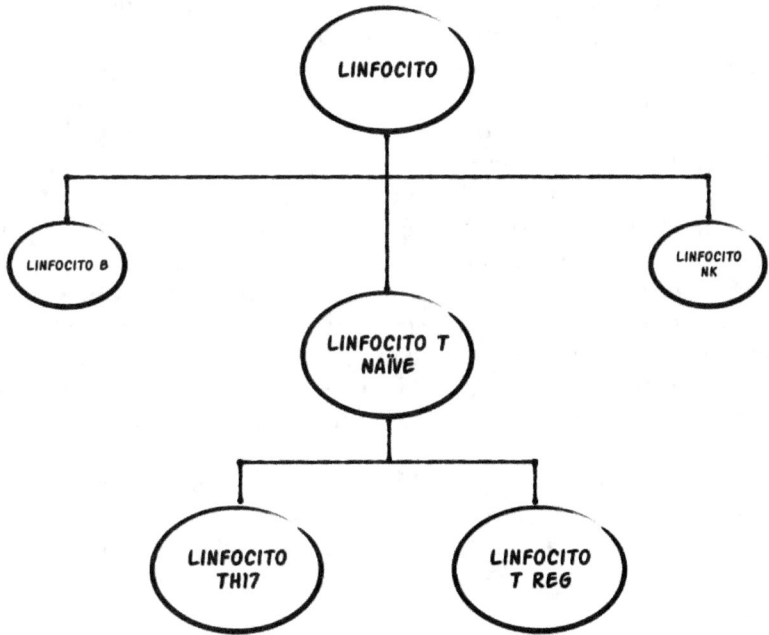

En este diagrama se muestra una jerarquía leucocitaria muy simplificada. Hay linfocitos B, linfocitos T y también linfocitos Natural Killer. Son probablemente los linfocitos más conocidos por las personas en general.

Los linfocitos T Naïve, por su parte, son linfocitos T vírgenes. Son linfocitos T que todavía no se han especializado y no se sabe cuál va a ser el rol concreto que van a tener en las tareas de defensa. El rol que adquieran estas células dependerá de los estímulos que reciban. Aquí es importante observar que el linfocito T virgen tendrá la posibilidad de adoptar una de las dos especialidades que estamos viendo: TH17 o TReg[55]. Existen más células en las que se puede diferenciar, pero nos interesan estas dos.

En ningún momento quiero que pierdas de vista que el primero es proinflamatorio mientras que el segundo es antiinflamatorio.

Si observamos esta jerarquía con atención, podemos deducir fácilmente que cuanto más aumenten los TH17, menos probabilidades habrá de que lo hagan los TReg y viceversa.

Esto es exactamente lo que me interesa que veas y entiendas. Este ejemplo está muy simplificado, pero quiero que veas que o se convierte en una célula o se convierte en la otra. Cuantas más células de un tipo se conviertan, menos se convertirán del otro.

Si la diferenciación ocurre como debería ocurrir, estas dos familias estarán equilibradas mientras que si existe algo que altera esta diferenciación, cabe la posibilidad de que crezca más una población y menos la otra. Si ocurre esto, tendríamos un desequilibrio entre ambos grupos celulares.

Como señalo una y otra vez, doy una importancia bárbara a los factores ambientales para trabajar una EM. No sólo como pieza fundamental para que se desarrolle la enfermedad, sino también para luchar contra ella.

Tal como veo yo el tema y que enseguida trataré de explicar, nuestro estilo de vida moderno favorece que aumente en exceso la población de linfocitos TH17 disminuyendo a la vez el número de TReg. Además, el exceso de TH17, perjudica, como he tratado de explicar, la integridad de la BHE abriendo sus puertas y dejando a nuestro SNC accesible para que pueda ser atacado por todo ese ejército que va siendo reclutado por las mismas citocinas secretadas por estos linfocitos.

Quiero hacer hincapié en que todo es mi opinión, para que no pierdas de vista en ningún momento que yo no soy ni médico ni biólogo. Sólo soy un paciente que comparte unas ideas con la intención de ayudar a otras personas que puedan estar interesadas en ellas. Considero que como lector eres perfectamente consciente de que como cualquier otra persona, puedo estar equivocado.

Al margen de este aviso que acostumbro a hacer muy a menudo, puedes buscar en la documentación científica y encontrarás infinidad de documentos que vinculan a los linfocitos TH17 con la apertura de las uniones

---

[55] Zhu X, Zhu J. CD4 T Helper Cell Subsets and Related Human Immunological Disorders. Int J Mol Sci. 2020 Oct 28;21(21):8011. doi: 10.3390/ijms21218011. PMID: 33126494; PMCID: PMC7663252.

estrechas de la BHE[56] y con la EM[57]. Tal vez este sea el motivo por el que muchos de los medicamentos administrados en esta enfermedad, están orientados en reducir de una o de otra manera a esta población de linfocitos auxiliares TH17.

He comentado que el estilo de vida habitual de una sociedad occidental moderna, favorece que aumente el número de células TH17. De ser cierto esto, significaría que nuestro ambiente moderno es hostil desde esta perspectiva, pero también significaría que lo podríamos cambiar. El ambiente, jamás debemos olvidar, depende de nosotros. Tener esta idea en la cabeza, es fundamental.

Si podemos cambiar el ambiente, significa que podemos trabajar en hacer que deje de ser hostil con nosotros.

Por tanto, la pregunta aquí sería: ¿Qué es eso del ambiente que puede hacer que haya más linfocitos TH17 de la cuenta?

La sal

El exceso de sal

Muy probablemente habrás escuchado alguna vez la recomendación de reducir la sal en muchos pacientes de enfermedades autoinmunes. Esta recomendación incluye también a los enfermos de EM.

¿Te has preguntado alguna vez cuál es el motivo que se esconde detrás de esta recomendación?

En mi opinión tiene mucho que ver con lo que acabamos de ver acerca del desequilibrio existente entre los linfocitos TH17 y los TReg.

Trataré de explicarlo evitando todos los tecnicismos que me sea posible.

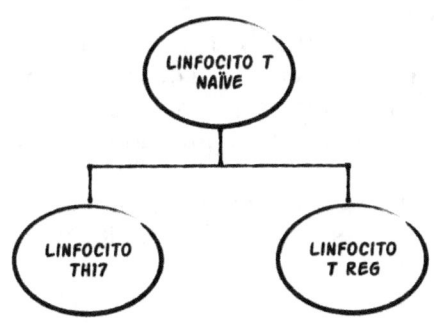

Para verlo, regresemos a la jerarquía leucocitaria de estas dos células.

Supongamos que tenemos un linfocito T Naïve. Se puede convertir en TH17 o en TReg, ¿verdad?

El que evolucione hacia un tipo de célula o hacia el otro, depende de diversos factores, además no son los únicos tipos en los que se puede diferenciar, existen más tipos posibles. La diferenciación celular y las jerarquías son algo más complejas de lo que estamos viendo aquí.

[56] Kebir H, Kreymborg K, Ifergan I, Dodelet-Devillers A, Cayrol R, Bernard M, Giuliani F, Arbour N, Becher B, Prat A. Human TH17 lymphocytes promote blood-brain barrier disruption and central nervous system inflammation. Nat Med. 2007 Oct;13(10):1173-5. doi: 10.1038/nm1651. Epub 2007 Sep 9. PMID: 17828272; PMCID: PMC5114125.

[57] Jadidi-Niaragh F, Mirshafiey A. Th17 cell, the new player of neuroinflammatory process in multiple sclerosis. Scand J Immunol. 2011 Jul;74(1):1-13. doi: 10.1111/j.1365-3083.2011.02536.x. PMID: 21338381.

Lo estoy explicando de una manera muy simple, que espero sea suficiente para lo que intento transmitir.

Así, si tenemos un linfocito T virgen, ¿sabes uno de los factores que podrían ser determinantes para que acabe diferenciándose en un linfocito TH17 o en un linfocito TReg? ¿Qué es eso que podría influir en que se convierta en una célula que favorece la inflamación o en una que la tiende a reducir?

Resulta que uno de estos factores es el exceso de sal[58].

Si tenemos un exceso en la ingesta de sal, aumentarán las probabilidades de que ese linfocito T virgen se convierta en TH17[59]. En cambio, si no tenemos un exceso de sal, aumentan las probabilidades de que se diferencie en un linfocito T Regulador.

Por lo tanto, de ser correcto esto que nos dicen los documentos científicos, una estrategia para reducir la población de linfocitos TH17 sería reducir la ingesta de sal, y de paso, estaríamos dando la oportunidad de que aumenten otros tipos de célula como los linfocitos T reguladores[60].

La sal viene a través de la dieta, siendo esto, por tanto, un claro factor ambiental.

Nuestra dieta moderna es una auténtica porquería y si fuéramos conscientes de la cantidad de sal que ingerimos cuando comemos comida moderna, nos asustaríamos.

La principal estrategia que recomiendo para reducir la sal consiste en comer exclusivamente comida de un ingrediente. Eliminar por completo todos los productos procesados y ultraprocesados, y limitarnos a comer comida de mercado.

Aquí, se tendría que matizar que la documentación científica habla de sodio. Y el sodio viene con la sal. Además, prácticamente en todas partes la sal está refinada, algo que según tengo entendido hace que su proporción de sodio sea mayor que en la sal sin refinar.

La recomendación que hago es tirar a la basura toda la sal refinada que tengamos en casa y sustituirla por sal auténtica en forma de cristales o escamas. De todas maneras, al margen de lo que yo piense, si es tu caso, deberías acudir a un profesional del campo de la nutrición y dejarte asesorar por él.

Si continuamos leyendo los documentos científicos, observaremos que también se ha reportado que podría tratarse de un desequilibrio entre sodio y potasio.

---

[58] Kleinewietfeld M, Manzel A, Titze J, Kvakan H, Yosef N, Linker RA, Muller DN, Hafler DA. Sodium chloride drives autoimmune disease by the induction of pathogenic TH17 cells. Nature. 2013 Apr 25;496(7446):518-22. doi: 10.1038/nature11868. Epub 2013 Mar 6. PMID: 23467095; PMCID: PMC3746493.

[59] Haase S, Wilck N, Kleinewietfeld M, Müller DN, Linker RA. Sodium chloride triggers Th17 mediated autoimmunity. J Neuroimmunol. 2019 Apr 15;329:9-13. doi: 10.1016/j.jneuroim.2018.06.016. Epub 2018 Jun 30. PMID: 29983198.

[60] Luo T, Ji WJ, Yuan F, Guo ZZ, Li YX, Dong Y, Ma YQ, Zhou X, Li YM. Th17/Treg Imbalance Induced by Dietary Salt Variation Indicates Inflammation of Target Organs in Humans. Sci Rep. 2016 Jun 29;6:26767. doi: 10.1038/srep26767. PMID: 27353721; PMCID: PMC4926124.

En las sociedades modernas actuales, comemos mucho más sodio que el que comían nuestros antepasados, a la vez que comemos mucho menos potasio que ellos. Hoy tenemos un desequilibrio entre estos dos micronutrientes si nos comparamos con aquellas personas de las que descendemos. Hemos evolucionado y nos hemos desarrollado con una ingesta menor de sodio y mayor de potasio que la que, por lo general, tenemos en las sociedades que siguen una dieta típica occidental.

Sólo con la posibilidad de que recuperar el equilibrio entre el sodio y el potasio pueda ayudar a devolver también el equilibrio entre estos dos grupos celulares que hemos visto, creo que intentarlo merece la pena.

Una estrategia que en mi opinión deberías plantearle a tu médico podría ser la suplementación temporal con potasio. No encuentro nada descabellado preguntárselo. Un profesional de la nutrición debería estudiar tu dieta, si necesitas o no esta suplementación y en qué cantidad.

Aun así, independientemente de si decides suplementar o no con potasio, en mi opinión, reducir el sodio de la dieta es un abordaje que considero muy interesante llevar a cabo por los pacientes de EM.

Mis estrategias aplicadas

Pasaré a describir las principales estrategias que he aplicado en relación con la sal.

Recuerda que cualquier cambio que apliques deberás consensuarlo con el profesional de salud que te lleve. No olvides que yo no soy ese profesional.

En mi opinión, lo más importante que he hecho en este sentido, es eliminar todo producto procesado y ultraprocesado. Este tipo de productos acostumbran a estar repletos de sal, así que por este motivo entre otros, los intento mantener alejados de mi vida.

Salvo excepciones contadas, mi dieta se centra exclusivamente en alimentos de un solo ingrediente. Esto significa que son alimentos que vienen directamente de la naturaleza. Aunque tengo temporadas en las que puedo comer algún queso o algún embutido, siempre de calidad, procuro que la sal que venga a través de mi dieta, sea exclusivamente la que yo añado personalmente a mis platos, por ejemplo, a la carne o a los huevos que me pueda preparar.

Durante una temporada suplementé con potasio. Especialmente cuando comía algún procesado con sal añadida como es el caso del queso. Entonces me tomaba una pastilla de potasio para compensar la cantidad de sodio que venía con ese alimento.

Me encanta el carpaccio y cerca de casa venden uno de calidad, aunque el único problema es que lleva 3 gramos de sal por 100 g de producto. Cuando me comía una ración, entonces también tomaba algo de potasio para tratar de mantener un poco el equilibrio.

No hay que olvidar que los productos elaborados acostumbran a llevar mucha sal añadida. Es habitual que muchos quesos tengan unos 2 o 3 gramos de sal por cada 100 gramos de producto. Si te gusta el queso, es fácil comer en un día unos 100 gramos o más. Esto ya sumaría unos 3 gramos de sal, algo que debería comenzar a encender nuestras alarmas y con lo que deberíamos ir con cuidado. Si además consumimos algún otro producto industrial, ya tendríamos fácilmente una cantidad alarmante de sal añadida a nuestro cuerpo en un solo día.

Una cosa a la que me acostumbré hace ya tiempo, es a revisar la lista de ingredientes de los productos del supermercado. Cuando compro algún producto, acostumbro a consultar la cantidad de sal que viene con él y la tengo muy en cuenta.

Soy una persona que come mucha carne y es fácil que si decido comer hamburguesas, me prepare un mínimo de tres. Revisando la etiqueta de las hamburguesas que compraba hace unos años, se puede ver que sólo con esas, ya estaba teniendo una ingesta de 1 gramo de sal por cada hamburguesa. Por muy buena que sea la carne, las mejores hamburguesas preparadas que acostumbro a ver en los supermercados, llevan aproximadamente 1 gramo de sal por cada 100 gramos de producto. Yo compro unas de carne ecológica que según la etiqueta llevan un 99,8% de carne, el resto, dice, es pimienta. Es la mejor opción que he encontrado, a excepción, obviamente, de cuando las prepara el carnicero del mercado de mi pueblo. Es una pena que tenga horarios muy poco compatibles con él.

También hay días que hago lo que llamo "sal cero". No como ningún producto elaborado y tampoco añado sal en los platos que me preparo. Incluso cuando comencé con este tema de la sal, podía estar una semana entera haciendo "sal cero". Hoy ya no lo hago durante tanto tiempo, pero hay días que no tomo absolutamente nada de sal.

Hay que tener en cuenta, que nuestros antepasados no tenían productos procesados y tampoco tenían un salero en la mesa para utilizarlo en la comida. Se trata de algo nuevo que pertenece a nuestro mundo moderno. Probablemente no sea tan natural añadir constantemente sal a nuestros platos.

Otra cosa que hice, fue deshacerme de toda la sal refinada y la sustituí por sal natural. La que más me gusta es la sal en escamas. Me gusta por su sabor pero también debido a su composición química. Si viene en cristales piramidales significa que mantiene la proporción correcta de cloruro de sodio que hay en la naturaleza.

También consumo otros tipos de sal como sal del Himalaya. Esta sal ya no viene en escamas sino en forma de piedrecitas, por lo que utilizo un molinillo para romperla.

Debido a que la sal acostumbra a llevar adheridos otros minerales, voy combinando diferentes sales. Utilizo más a menudo la sal en escamas pero de tanto en tanto utilizo alguna como la del Himalaya.

Tengo entendido que muchas sales que se venden como del Himalaya se fabrican añadiendo colorante rosa. Si consumes esta sal del Himalaya ve con cuidado con lo que te venden, no sea que te vendan gato por liebre.

No olvides que los humanos llevamos existiendo unos 2,5 millones de años. Y es muy recientemente que hemos añadido ingentes cantidades de sal a nuestra dieta. En alimentos curados, alimentos para aperitivos como frutos secos o patatas fritas y snacks en general, en patés, embutidos, quesos y en la gran mayoría de los productos que podemos encontrar en el supermercado. Todo esto es nuevo y nos aporta una cantidad de sal que muchos consideran perjudicial para nuestra salud, ya no sólo debido a problemas de autoinmunidad.

Reducir la sal es algo en lo que me puse a trabajar de forma muy seria y en mi opinión, es algo que deberían tener en cuenta muy seriamente todos los pacientes de enfermedades autoinmunes, incluida la EM.

Azúcar

Exceso de azúcar

Continuamos con los factores ambientales que podrían tener algo que ver con el tamaño de la población de linfocitos proinflamatorios.

Si hemos hablado de la sal, ahora toca hablar del azúcar.

Hemos visto que un exceso de sal podría aumentar la diferenciación de linfocitos vírgenes hacia linfocitos TH17. Recordemos, que son proinflamatorios y podrían poner en peligro la integridad de la BHE en aquellos pacientes de EM.

En mi opinión, un aumento de esta población de linfocitos también podría ser una consecuencia de consumir demasiado azúcar.

Trataré de explicarlo, a ver si logro convencerte.

Los linfocitos TH17 son proinflamatorios, es decir promueven procesos inflamatorios en nuestro organismo. Esto ya lo hemos visto. Son unas células colaboradoras, lo que quiere decir que no atacan ellos directamente, sino que ayudan a que el ataque se pueda producir. Esta tarea de ayuda la desempeñan, como también hemos visto, reclutando a otras células del Sistema Inmunitario y facilitando el paso de esas células con estrategias, como haciendo que se separen las células de diversos tejidos, principalmente de los vasos sanguíneos. Si se separan las células, se abrirá el paso para que pueda pasar el ejército que circula por la sangre, salir del torrente sanguíneo y llegar hasta el foco de la infección, que es el lugar donde deberá tener lugar la batalla principal.

Para que estas células puedan desempeñar esta función colaborativa, es condición que reciban algún estímulo de su ambiente que indique que existe un peligro y que este peligro, por tanto, debe ser combatido.

Por tanto, para ponerse a trabajar, estos linfocitos necesitan detectar algún peligro. Si no detectan un peligro, no reclutarán y no facilitarán el paso a nadie. Tiene sentido y es fácil de entender que sea así. Es necesario, que estas células auxiliares reciban de su ambiente los estímulos necesarios que indiquen que existe un peligro y deben ponerse a trabajar.

Pero también tiene sentido otra cosa que es muy relevante para lo que estoy tratando de explicar.

Las defensas existen porque existen peligros. Desde una perspectiva evolutiva, carece totalmente de sentido que un organismo desarrolle sistemas de defensa en un ambiente libre de peligros. ¿Cómo va a favorecer la selección natural algo que carece de utilidad para la supervivencia? No tiene ningún sentido.

Por tanto, lo que tiene sentido es que cuando existen peligros, se den aquellos estímulos que aumentan la población de células TH17. La naturaleza y la selección natural se han ocupado de eso durante millones de años. Hemos evolucionado así.

Por otro lado, también comenté que existen unas moléculas pequeñas llamadas citocinas y que estas citocinas formaban parte del sistema de comunicación celular.

Pues existe un peligro que cuando está presente, nuestro cuerpo segrega diversas citocinas que actúan como estímulo para que aumente la diferenciación leucocitaria hacia los TH17. Nuestro Sistema Inmunitario está para protegernos de diversas amenazas y si estas amenazas están presentes, es de entender que aumenten las defensas.

Es normal que si se detectan peligros en nuestro organismo, este reaccione generando más soldados para poderlo combatir mejor. Tiene todo el sentido del mundo.

Además, los soldados que se vayan creando, deberán entrar en batalla. Como detectarán que hay peligro, se pondrán a trabajar disparando su arsenal citoquímico. Ya sabes, en el caso de los linfocitos TH17, se secretan, entre otras, esas citocinas que reclutan soldados y abren puertas.

Pues bien, resulta que este peligro es muy habitual en las sociedades occidentales modernas.

Es un hongo muy frecuente y se llama cándida albicans.

¿Y qué relación tiene con el azúcar?

Cándida

La cándida es un hongo que tenemos en nuestro organismo de forma natural. Forma parte de nuestra microbiota, esto significa que forma parte de todos los microorganismos que viven en nuestro cuerpo. Es normal que viva con nosotros.

El problema es que en las sociedades que siguen un estilo de vida moderno, es bastante frecuente que sus individuos tengan un exceso de este hongo. La población de cándida acostumbra a ser muy numerosa en muchos individuos que viven según los dogmas establecidos por las sociedades occidentales modernas.

La presencia de cándida en nuestro organismo, según se reporta en la documentación científica, hace que se segreguen citocinas proinflamatorias[61], con la consecuencia de que tiende a crecer la población de linfocitos TH17. Es fácil deducir, por tanto, que cuanta más cándida tengamos, más TH17 tendremos también. El que aumenten en número estas células, no es que resulte muy deseable si buscamos reducir su población como había planteado que podría ser interesante, al menos en mi opinión, para trabajar una EM.

Es fácil encontrar documentos científicos que reporten que los TH17 combaten a la cándida[62]. Son muy probablemente las principales células de nuestro Sistema Inmunitario que se vinculan con la protección frente a este hongo tan común.

¿Sabes cómo combaten a la cándida los linfocitos TH17?

Recuerda que son linfocitos colaboradores, así que tienen que reclutar y ayudar a otras células. No son ellos los que disparan directamente al malo, sino que solamente ayudan en las tareas de defensa. ¿Cómo realizan esta labor de protección?

Lo hacen, recuerda, segregando citocinas como la IL-17 y la IL-22[63]. Justo esas citocinas que reclutan soldados y abren puertas. Justo esas citocinas que como pacientes de EM deberíamos minimizar al máximo.

Así, si aumenta la población de cándida albicans se producirá inevitablemente un aumento también de células TH17 y si hay un aumento de estas células habrá un aumento de las dos citocinas. Si hay un aumento de estas dos citocinas habrá más probabilidades de que haya tejidos que reaccionen a ellas separando sus células. Entre estos tejidos, podría estar nuestra querida BHE.

Pero, ¿qué tiene que ver todo esto con el azúcar?

Ocurre que la cándida se alimenta de azúcar. A este hongo le encanta la glucosa[64]. Y claro, el azúcar es una de esas cosas que no dejamos de comer en el mundo moderno. Otra vez nuestro estilo de vida, otra vez un factor ambiental.

Comemos azúcar en todas sus formas y colores. No sólo a través de alimentos sólidos sino también a través de un sinfín de bebidas azucaradas.

[61] Filler SG, Pfunder AS, Spellberg BJ, Spellberg JP, Edwards JE Jr. Candida albicans stimulates cytokine production and leukocyte adhesion molecule expression by endothelial cells. Infect Immun. 1996 Jul;64(7):2609-17. doi: 10.1128/iai.64.7.2609-2617.1996. PMID: 8698486; PMCID: PMC174117.

[62] Conti HR, Gaffen SL. Host responses to Candida albicans: Th17 cells and mucosal candidiasis. Microbes Infect. 2010 Jul;12(7):518-27. doi: 10.1016/j.micinf.2010.03.013. Epub 2010 Apr 8. PMID: 20381638; PMCID: PMC2892252.

[63] Bacher P, Hohnstein T, Beerbaum E, Röcker M, Blango MG, Kaufmann S, Röhmel J, Eschenhagen P, Grehn C, Seidel K, Rickerts V, Lozza L, Stervbo U, Nienen M, Babel N, Milleck J, Assenmacher M, Cornely OA, Ziegler M, Wisplinghoff H, Heine G, Worm M, Siegmund B, Maul J, Creutz P, Tabeling C, Ruwwe-Glösenkamp C, Sander LE, Knosalla C, Brunke S, Hube B, Kniemeyer O, Brakhage AA, Schwarz C, Scheffold A. Human Anti-fungal Th17 Immunity and Pathology Rely on Cross-Reactivity against Candida albicans. Cell. 2019 Mar 7;176(6):1340-1355.e15. doi: 10.1016/j.cell.2019.01.041. Epub 2019 Feb 21. PMID: 30799037.

[64] Van Ende M, Wijnants S, Van Dijck P. Sugar Sensing and Signaling in Candida albicans and Candida glabrata. Front Microbiol. 2019 Jan 30;10:99. doi: 10.3389/fmicb.2019.00099. PMID: 30761119; PMCID: PMC6363656.

No es de extrañar que en las sociedades occidentales, el individuo medio tenga los niveles de azúcar en sangre superiores a aquellos individuos que viven según un estilo de vida más ancestral. De hecho, el número de diabéticos en estas sociedades modernas es alarmante, aunque nuestro tema sea la EM, lo menciono porque la diabetes de tipo 2 se diagnostica cuando los niveles de azúcar en sangre son elevados.

También es alarmante en nuestras sociedades occidentales, el número de individuos que tienen resistencia a la insulina[65], por poner otro ejemplo de problema de salud vinculado a un consumo elevado de azúcar.

En nuestro mundo moderno los cereales están en la base de la pirámide alimenticia y muchas veces se comportan igual que el azúcar, especialmente cuando vienen en forma de harinas refinadas. De hecho, en mi opinión, el grueso de las personas que comen cereales no sólo los come refinados, sino que además los come en productos que llevan azúcar añadido, como bollería y otras porquerías. Un auténtico desastre.

Vamos, que no dejamos de comer azúcar, con lo que no dejamos de alimentar a la cándida a la vez que no dejamos de producir nuevos soldaditos TH17 que no dejan de disparar unas citocinas que circulan por la sangre.

Si estas citocinas fluyen por el torrente sanguíneo en gran cantidad, inevitablemente pasarán por la BHE que poco a poco podría ir separando sus células aumentando su permeabilidad. Se abren las puertas dejando a nuestras neuronas indefensas ante el peligro. Si esto ocurriera, podría tener la desastrosa consecuencia de que la mielina sea atacada por esas otras células que en su día fueron activadas con un virus y que aprovechan esta apertura de puertas para entrar en el SNC y atacar a la mielina pensando que es ese virus.

Este es uno de los motivos por los que en mi opinión un paciente de EM debería trabajar en reducir sus niveles de glucosa en sangre. Reducir la comida del enemigo para reducir su población y evitar la necesidad de aumentar nuestro ejército, reduciendo así la intensidad de las batallas. En definitiva, reducir la inflamación.

Resumiendo, para mantener la integridad de la BHE encuentro conveniente reducir las citocinas secretadas por los linfocitos TH17, y para ello, es interesante evitar que esta población de células crezca en exceso. Para lograrlo, se deberían reducir los peligros que necesitan combatirse con estas células. Uno de estos peligros es la cándida (u otros hongos que también se alimentan de glucosa). Como la cándida es un ser vivo y necesita alimentarse, el abordaje será a través de quitarle la comida y, poco a poco, el tamaño de su población debería ir reduciendo.

Piensa en ello.

---

[65] Bonora E, Kiechl S, Willeit J, Oberhollenzer F, Egger G, Targher G, Alberiche M, Bonadonna RC, Muggeo M. Prevalence of insulin resistance in metabolic disorders: the Bruneck Study. Diabetes. 1998 Oct;47(10):1643-9. doi: 10.2337/diabetes.47.10.1643. PMID: 9753305.

Mis estrategias aplicadas frente al azúcar

Las estrategias que yo utilizo para reducir los niveles de glucosa en sangre consisten principalmente en tres puntos clave. Una dieta baja en carbohidratos y libre de azúcar por un lado, romper con el sedentarismo por otro, y en tercer lugar, espaciar las comidas lo máximo posible, es decir, practicar el ayuno intermitente.

Como voy a hablar de alimentación y de actividad física, debes ser consciente de que cualquier cambio que tengas pensado incorporar a tu vida, lo tendrás que consultar con los profesionales que corresponda. En este caso, con un dietista nutricionista y un fisioterapeuta o algún otro profesional que pueda analizar y aconsejar ejercicios personalizados para ti.

Aclarado esto, veamos cómo he abordado estos tres puntos. Ten presente en todo momento que el objetivo es reducir los niveles de glucosa en sangre.

Con relación a la dieta, a día de hoy, no como prácticamente carbohidratos. Mi dieta es principalmente carnívora. Debo reconocer que dependiendo de la temporada añado algo de fruta, aunque como norma, la trato de evitar.

Hace ya unos años que comencé a seguir una dieta paleo. Si no la conoces, se trata de una dieta que ya reduce enormemente la ingesta de carbohidratos si la comparamos con una dieta basura típica occidental como puede ser la Standard American Diet (SAD) o la dieta típica occidental moderna.

En el momento de escribir estas líneas llevo unos 4 años con dieta carnívora. La dieta carnívora se limita al consumo de productos de origen animal. Mi comida habitual consiste principalmente en carne, pescado, órganos, tuétano y huevos. Como norma, no como nada más.

Saliéndome de la norma, de tanto en tanto como algo de queso tratando de que no sea de vaca (por ejemplo de oveja o de cabra) y priorizando que sea de leche cruda. Incluso en alguna ocasión, como capricho, me como un yogur de leche de animales alimentados con pasto.

Debido a que el azúcar nos calma el espíritu (es uno de los motivos por los que somos tan adictos en las sociedades modernas) y ando muy estresado, últimamente compro algo de fruta priorizando las bayas (moras, arándanos y frambuesas).

En definitiva, la principal línea de ataque para reducir el azúcar en sangre que yo estoy aplicando, consiste en no comerlo, exceptuando, como acabo de indicar, la fruta ocasional.

Pero no sólo no lo como en forma de azúcar simple como puede venir en los pasteles, la bollería, las galletas y todas esas porquerías modernas, sino que además no lo como en forma de otro tipo de carbohidratos más complejos como pueden ser las patatas, boniatos, zanahorias, la pasta, el pan y todos los cereales o legumbres en general.

Trato de llevar lo que muchos llaman una dieta Zero Carb.

En mi día a día, no existen prácticamente los carbohidratos. La base de mi dieta es la grasa y la proteína, ambas de origen animal.

De hecho, según la temporada, trato de entrar en cetogénesis, entonces ya no como absolutamente nada de fruta.

Si no sabes lo que es una dieta cetogénica, explicado de una forma muy simple, se trata de una dieta en la que la energía que hace funcionar a nuestras células se obtiene a partir de la ruta de las grasas en lugar de la de la glucosa. La glucosa es la fuente más habitual en el mundo moderno para obtener energía celular. Al no consumirlo, nuestro organismo obtiene la energía de otra fuente, en este caso, de las grasas.

El segundo ángulo de ataque que he aplicado y sigo aplicando, y que por cierto considero muy importante también, es salir del sedentarismo. ¿Qué quiero decir con salir del sedentarismo? ¿No sería lo mismo que hacer ejercicio? La respuesta es que no. Se trata de dos cosas distintas.

Hacer ejercicio es saludable y creo que no existen dudas acerca de ello. Pero como traté de explicar en el libro "Acerca del desajuste evolutivo moderno" en el que hablo de cómo afecta nuestro ambiente a nuestra salud, una persona puede hacer ejercicio y ser sedentaria al mismo tiempo. Sería el caso, por ejemplo, de las personas que trabajan 8 horas diarias sentadas en un escritorio delante de un ordenador. Da igual que los fines de semana vayan al gimnasio, jueguen a pádel o salgan de excursión por la montaña. Durante la semana, son sedentarios.

La idea que quiero transmitir para reducir el azúcar en sangre, es romper con este sedentarismo diario. Es necesario buscar estrategias para movernos durante ese periodo de tiempo en el que estamos en un estado sedentario, por ejemplo, durante una jornada laboral de 8 horas sentados frente a un escritorio.

En mi caso particular, teletrabajo desde la pandemia del coronavirus del 2020. Yo ya trabajaba sentado en un escritorio delante de un ordenador. El trabajar desde casa, incrementó todavía más mi sedentarismo. Una de las mejores cosas que hice fue sustituir el café de media mañana, un descanso que hacía todos los días, por un paseo de 25 minutos. De esta manera, ya tengo a media mañana una actividad que rompe con unas cuantas horas de sedentarismo todos los días.

Al margen de esto, el resto del tiempo que estoy trabajando, hago pequeñas roturas, algo que en inglés recibe el nombre de "sitting break", por ejemplo, levantarme de la silla y hacer un par de sentadillas o unos swings con una kettlebell. No es relevante el peso aquí, sino que lo que importa es el hecho de moverse muy a menudo.

La estrategia base que me propuse hace tiempo es no permanecer más de media hora seguida sentado.

Cuando estaba en la oficina, me levantaba para beber agua, ir al baño aunque no tuviera que ir, iba a ver a algún compañero para preguntarle cualquier asunto y otras cosas por el estilo. Incluso dejaba caer al suelo un bolígrafo o un clip, para tenerme que agachar por debajo de la mesa y recogerlo. La cuestión era dejar de estar sentado tanto tiempo seguido.

Cada uno tiene que buscar y encontrar las estrategias que estén dentro de sus posibilidades y que pueda aplicar. En mi caso, que acostumbro a hacer muchas reuniones con el ordenador, cuando no conecto la cámara, me pongo de pie. Además, si no estoy hablando, es habitual que me mueva, por ejemplo ladeando el cuerpo de un lado a otro o moviendo la cadera como si estuviera aguantándome las ganas de ir al baño.

La cuestión es moverse de alguna manera para no permanecer tanto tiempo seguido sentados o inmóviles, en mi caso, delante de un escritorio.

Al margen de todo esto, aunque trabaje desde casa, todos los días salgo un rato antes y otro después de la jornada para dar un paseo y hacer algo de ejercicio. Esto es sagrado para mí.

Personalmente, creo que si modificamos nuestra actividad física saliendo del sedentarismo y dejamos todo el azúcar, es perfectamente posible regular de nuevo los niveles de glucosa en sangre para recuperar unos más correctos.

Es un objetivo que no se consigue de la noche a la mañana, especialmente en una sociedad que tiene, en general, los niveles de glucosa elevados, pero de verdad que en mi opinión es algo necesario hacer.

El tercer recurso que aplico para reducir mis niveles de glucosa en sangre, consiste en practicar periodos de ayuno diario. La idea es que durante un periodo considerable, nuestro cuerpo no reciba comida.

Es habitual que coma una sola vez al día. Esto significa ayunos de unas 23 horas. Este tipo de ayunos facilitan que disminuyan los niveles de azúcar. Si tengo hambre o apetito, tal vez me abra una lata de sardinas, me prepare un trozo de carne, pico algo de mantequilla o cualquier otra cosa libre de carbohidratos. Si esto ocurre, ese día habré hecho dos comidas, lo que quiere decir que al menos tendré algún espacio de 12 horas o más entre ellas, algo que ya me parece correcto.

De todas maneras, la norma es que haga una sola comida diaria, lo que significa que el resto del día estoy ayunando.

Aquel que aplique estas tres estrategias (dejar el azúcar y reducir los carbohidratos, salir del sedentarismo y practicar el ayuno intermitente) estará haciendo un buen trabajo para reducir sus niveles de glucosa en sangre. De esta manera la cándida no tendrá un ambiente favorable, le faltará su principal alimento y no se reproducirá con la misma energía. De hecho, poco a poco la población de este hongo debería reducirse.

Acude a un profesional que sea de tu confianza y déjate asesorar para que puedas diseñar con él, un plan de trabajo que se adapte a tu situación particular.

Alcohol

Alcohol

He tratado de explicar los motivos que en mi opinión existen para dejar el gluten, el azúcar y reducir la sal.

No hay que desesperar, ¡todavía podemos quitar más cosas!

Voy a tratar de explicar por qué, los pacientes de EM debemos dejar también de beber alcohol. Y obviamente lo voy a tratar de argumentar dentro del contexto de la EM, porque existen infinidad de otros motivos para hacerlo.

Si nos situamos en el intestino delgado, que es el órgano más importante que tenemos encargado de la absorción de nutrientes, veremos que sus células, los enterocitos, forman parte de la llamada barrera intestinal.

La barrera intestinal está formada esencialmente por tres partes. La microbiota, la mucosa y la capa de enterocitos que acabo de mencionar.

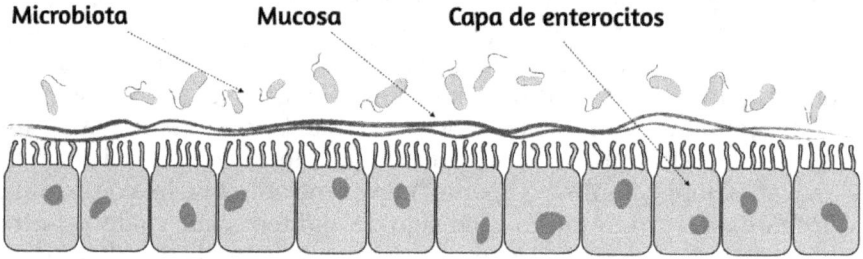

Los enterocitos, que son las principales células del intestino delgado, deben ir con mucho cuidado con aquello que dejan pasar, porque lo que dejen pasar, llegará a la sangre. Son unas células muy selectivas, y para asegurarse de que nada pase a través de dos células, ¿sabes qué mecanismo utilizan? ¿Te lo puedes imaginar?

Utilizan uniones estrechas. Exactamente el mismo tipo de unión celular que utiliza nuestra BHE.

Esto hace que en ambas barreras (la intestinal y la BHE) aquello que logre atravesarlas saliendo del lumen, es estrictamente necesario que lo haga entrando en la célula por un lado y saliendo por el otro. Nunca debería hacerlo entre dos células porque este espacio, si todo está correcto, debería estar sellado por estas uniones estrechas.

Pues bien, existen innumerables documentos científicos que reportan que estas uniones son abiertas por el alcohol y como consecuencia queda aumentada la permeabilidad del intestino delgado[66,67].

Esto es algo que ya de por sí es malo debido a que un intestino permeable, según se reporta continuamente, nos perjudica de muchas maneras. Este aumento de la permeabilidad intestinal se ha reportado que perjudica a los pacientes de EM[68] y de enfermedades autoinmunes en general. A causa del consumo de alcohol, se ha observado una apertura de uniones estrechas aumentando la permeabilidad también en otros tejidos como los de las vías respiratorias[69].

Pero no es el intestino o las vías respiratorias el motivo de este apartado en el libro. A donde quiero llegar, es que el alcohol llega hasta el cerebro. Cualquiera que haya bebido alguna vez debería saberlo. Y para que pueda llegar al cerebro debe viajar a través del torrente sanguíneo.

Si circula por la sangre y llega al cerebro, debe cruzar sin lugar a dudas la BHE, nuestra gran amiga. Y ya hemos explicado que esta barrera utiliza el mismo tipo de uniones que los enterocitos del intestino delgado.

Ahora viene la cuestión. Si se abren estas uniones en el intestino o en otros tejidos, ¿no se abrirán también las de la BHE?

¿No podríamos barajar esta posibilidad y tenerla en cuenta para nuestro abordaje frente a la EM?

Estudiar el intestino delgado es mucho más sencillo que estudiar nuestro SNC. Es normal que existan muchos documentos que reporten este aumento de la permeabilidad intestinal mientras que hay muy pocos que la reportan en la BHE. Estudiar los pequeños vasos sanguíneos que riegan el SNC, es una tarea bastante compleja.

Pueden existir diversos factores, incluso cabe la posibilidad de que juegue un papel relevante algún componente genético. Pero sean cuales sean las causas para que estas uniones acaben dañadas, una de ellas es el consumo de alcohol. Creo que existen pocas dudas al respecto.

Por tanto, como pacientes de una enfermedad que tiene la BHE con su permeabilidad aumentada, deberíamos, en mi opinión, dejar de consumir cualquier bebida que lleve alcohol.

Sólo con la posibilidad de que poco a poco se pueda ir estropeando la calidad de la BHE aumentando su permeabilidad, debería ser suficiente

---

[66] Wang Y, Tong J, Chang B, Wang B, Zhang D, Wang B. Effects of alcohol on intestinal epithelial barrier permeability and expression of tight junction-associated proteins. Mol Med Rep. 2014 Jun;9(6):2352-6. doi: 10.3892/mmr.2014.2126. Epub 2014 Apr 9. PMID: 24718485.

[67] Chopyk DM, Kumar P, Raeman R, Liu Y, Smith T, Anania FA. Dysregulation of junctional adhesion molecule-A contributes to ethanol-induced barrier disruption in intestinal epithelial cell monolayers. Physiol Rep. 2017 Dec;5(23):e13541. doi: 10.14814/phy2.13541. PMID: 29208693; PMCID: PMC5727288.

[68] Buscarinu MC, Romano S, Mechelli R, Pizzolato Umeton R, Ferraldeschi M, Fornasiero A, Reniè R, Cerasoli B, Morena E, Romano C, Loizzo ND, Umeton R, Salvetti M, Ristori G. Intestinal Permeability in Relapsing-Remitting Multiple Sclerosis. Neurotherapeutics. 2018 Jan;15(1):68-74. doi: 10.1007/s13311-017-0582-3. PMID: 29119385; PMCID: PMC5794695.

[69] Simet SM, Wyatt TA, DeVasure J, Yanov D, Allen-Gipson D, Sisson JH. Alcohol increases the permeability of airway epithelial tight junctions in Beas-2B and NHBE cells. Alcohol Clin Exp Res. 2012 Mar;36(3):432-42. doi: 10.1111/j.1530-0277.2011.01640.x. Epub 2011 Sep 26. PMID: 21950588; PMCID: PMC3251733.

para limitar al máximo su consumo, especialmente si se trata de un consumo persistente en el tiempo, por ejemplo en forma de copita diaria.

Las probabilidades de que se vaya dañando la BHE con el consumo de alcohol de la misma manera que ocurre con el intestino delgado, son, en mi opinión, enormes.

Además, poco a poco van apareciendo documentos que apuntan hacia esta idea[70,71].

Un estudio observó que debido al alcohol, se producían huecos entre las células de la BHE[72]. Según dicen, no se conocen todavía los mecanismos moleculares exactos, pero al parecer, queda claro que la BHE queda dañada. Incluso hablan de un desensamblaje de sus uniones estrechas.

A mí, no me cabe la menor duda de que cualquier paciente de EM debería dejar de beber alcohol para siempre. Ya no sólo bebidas de alta graduación, sino también aquellas de baja graduación como la cerveza o el vino que muchas veces vienen en forma de copita diaria. Pocas cantidades pero de forma continuada en el tiempo que poco a poco van causando un efecto dañino en nuestro organismo.

Que no te engañen, la copita diaria no es buena.

Estrategias frente al alcohol

La estrategia que he llevado a cabo frente al alcohol, como es obvio, consiste en eliminar las bebidas alcohólicas de mi vida.

Antes de aplicar este abordaje, mi consumo de alcohol era más bien social y consistía en algunas cervezas los fines de semana y algunas copas de vino cuando salía a cenar con amigos.

Actualmente mi consumo de alcohol es mínimo. Tal vez beba dos o tres cervezas al año y un par o tres copas de vino que no llego a terminar y que coinciden con festividades como la navidad o algún evento especial. Y repito, son copas que por lo general no llego a terminar. Por lo demás, no bebo. En la mesa siempre bebo agua, como hacían nuestros ancestros.

Obviamente aquellas bebidas alcohólicas de mayor graduación no forman parte, ni por asomo, de mi vida. Debo reconocer que tampoco he sido nunca muy aficionado a ellas.

Desde una perspectiva social, puede resultar complicado para algunas personas, pero en mi opinión es un aspecto muy importante, no sólo para mantener la integridad de la BHE sino para nuestra salud en general.

---

[70] Vore AS, Deak T. Alcohol, inflammation, and blood-brain barrier function in health and disease across development. Int Rev Neurobiol. 2022;161:209-249. doi: 10.1016/bs.irn.2021.06.009. Epub 2021 Aug 11. PMID: 34801170; PMCID: PMC9204474.

[71] Haorah J, Heilman D, Knipe B, Chrastil J, Leibhart J, Ghorpade A, Miller DW, Persidsky Y. Ethanol-induced activation of myosin light chain kinase leads to dysfunction of tight junctions and blood-brain barrier compromise. Alcohol Clin Exp Res. 2005 Jun;29(6):999-1009. doi: 10.1097/01.alc.0000166944.79914.0a. PMID: 15976526.

[72] Carrino D, Branca JJV, Becatti M, Paternostro F, Morucci G, Gulisano M, Di Cesare Mannelli L, Pacini A. Alcohol-Induced Blood-Brain Barrier Impairment: An In Vitro Study. Int J Environ Res Public Health. 2021 Mar 7;18(5):2683. doi: 10.3390/ijerph18052683. PMID: 33799986; PMCID: PMC7967408.

Además, en mi caso particular, que he tenido dos episodios de EM (no los considero los típicos brotes), en ambos coincidió que se dieron en temporadas que bebía más alcohol de la cuenta. Uno de estos episodios fue a los 23 años, periodo durante el cual era un juerguista y salía todos los fines de semana hasta altas horas de la madrugada, y el segundo, que tuvo lugar bastantes años más tarde, en el que durante una temporada bebía una cerveza diaria al salir de trabajar, algo que ya significaba un aumento considerable para mi consumo habitual de alcohol.

Independientemente de si el alcohol tuvo o no algo que ver con estos dos episodios, le cogí bastante manía y hoy trato de ser muy prudente con su consumo.

Por otro lado, y ya fuera del contexto de la EM, el alcohol me parece cada vez más, una absoluta pérdida de tiempo. Soy una persona que intenta tirar adelante sus proyectos personales, y si bebo aunque sea una sola cerveza, mi rendimiento ya no es el mismo, de hecho, hasta el día siguiente ya no soy igual de productivo.

Me gusta escribir, me gusta leer y me gusta estar concentrado en mis cosas, algo que me ayuda a gestionar el estrés y relajarme, que por cierto es muy importante también para luchar contra la EM.

La vitamina D

Vitamina D

Seguro que has oído alguna vez que la vitamina D puede ayudar a muchos pacientes que tienen problemas autoinmunes. Esto incluye a las personas que padecen EM.

Voy a tratar de explicar los motivos que, hasta donde yo sé (recuerda que no soy un profesional de la salud), pueden justificar la recomendación de revisar los niveles de esta molécula en nuestro organismo. Espero lograr transmitirlos y que seas consciente, también tú, de su importancia.

Verás que tiene bastante que ver con los linfocitos TH17 que ya hemos visto. De hecho, el vínculo existente entre la vitamina D y nuestro Sistema Inmunitario es tan grande, que ignorar esta molécula debería considerarse un auténtico crimen.

El problema que en apartados anteriores traté de describir acerca de estos linfocitos, es que son proinflamatorios. Disparan citocinas con el objetivo de que se produzca un combate en nuestro organismo y lo hacen atrayendo soldados y abriendo el camino para facilitar los ataques. Con palabras más técnicas, diríamos que promueven la inflamación y reclutan células del Sistema Inmunitario para que entren en combate.

Si lo pensamos bien, no es la existencia de TH17 en sí lo que nos perjudica, sino que lo son esas citocinas que secretan, ya que son las citocinas lo que indica a nuestro organismo que debe separar sus células y que se debe reclutar al ejército para combatir un peligro.

Recuerda que estas células disparaban entre otras moléculas, una citocina llamada IL-17.

Pues bien, se ha reportado que unos niveles adecuados de vitamina D podrían hacer que estas células proinflamatorias secreten menos IL-17 de la que secretan cuando los niveles de esta vitamina son bajos[73].

Así, según la documentación científica, si tenemos unos niveles óptimos de vitamina D, estaremos reduciendo la agresividad de estas células de nuestro Sistema Inmunitario. ¿No lo encuentras interesante?

Sólo con la posibilidad de que los estudios sean correctos, ya merece la pena cuidar nuestros niveles de esta molécula.

Como hemos visto anteriormente, modificando nuestro ambiente con aspectos como eliminar el gluten y el alcohol, o reduciendo el consumo de sal, podríamos trabajar en reducir la población de estas células TH17.

Ahora estamos añadiendo la posibilidad de poder trabajar también en que sean menos agresivas con nosotros.

¿Te das cuenta de la importancia que tiene esto para la EM? ¿No crees que merece la pena tenerlo en cuenta para las estrategias que podamos aplicar en nuestra lucha contra la enfermedad?

Menos células agresivas y además, las que tengamos, su agresividad será menor.

Pero la cosa no se queda aquí. Todavía hay algo más.

Si leemos los documentos, también nos dicen otra cosa más, igual de interesante para trabajar muchos problemas autoinmunes, entre ellos la EM.

Unos niveles óptimos de vitamina D, podrían reducir el efecto que tienen todas esas moléculas de IL-17 que ya han sido secretadas y que circulan a través del torrente sanguíneo.

Dicho de otra manera, la vitamina D no sólo reduciría la agresividad de estas células[74], sino que de todo el arsenal de armamento que ya ha sido disparado y que podría estar circulando a través del torrente sanguíneo, mucho de este armamento, podría ser reducido y cancelado.

Esto tiene una importancia bárbara para todo lo que estamos viendo, ya que mientras trabajamos en reducir la población leucocitaria, algo que puede llevar bastante tiempo, durante ese tiempo, el armamento ya disparado, tendría menos impacto en nuestro organismo gracias a esta vitamina.

Por tanto, unos niveles adecuados de vitamina D podrían reducir la agresividad de la población leucocitaria TH17, y también reducir el efecto

[73] Chang SH, Chung Y, Dong C. Vitamin D suppresses Th17 cytokine production by inducing C/EBP homologous protein (CHOP) expression. J Biol Chem. 2010 Dec 10;285(50):38751-5. doi: 10.1074/jbc.C110.185777. Epub 2010 Oct 25. PMID: 20974859; PMCID: PMC2998156.

[74] da Costa DS, Hygino J, Ferreira TB, Kasahara TM, Barros PO, Monteiro C, Oliveira A, Tavares F, Vasconcelos CC, Alvarenga R, Bento CA. Vitamin D modulates different IL-17-secreting T cell subsets in multiple sclerosis patients. J Neuroimmunol. 2016 Oct 15;299:8-18. doi: 10.1016/j.jneuroim.2016.08.005. Epub 2016 Aug 6. PMID: 27725127.

que tiene la IL-17 en nuestro organismo[75]. Los niveles de inflamación serán más pequeños y nuestra BHE tendrá menos riesgo de ser dañada.

En definitiva, estaremos reduciendo las probabilidades de continuar alimentando una EM.

Este es, hasta donde yo sé, el motivo por el que a muchos pacientes de EM y de muchas otras enfermedades autoinmunes se les prescribe una suplementación con vitamina D.

Las dos fuentes principales de vitamina D son la exposición de la piel al sol y una dieta con productos de origen animal. Se trata de dos aspectos ambientales que en las sociedades occidentales modernas, han cambiado enormemente respecto a aquellas sociedades que viven según un estilo de vida más ancestral. Jamás olvides que el ambiente es algo que depende de cada uno de nosotros, lo que implica que está en nuestras manos el hacerlo más amigable con nuestro organismo.

Encuentro más que necesario aplicar alguna estrategia para recuperar unos niveles óptimos de esta vitamina.

Mi recomendación es hablar con nuestro médico de confianza por si considera que puede ser interesante una suplementación con esta vitamina tan importante.

La vitamina D no es opcional.

Cómo obtener vitamina D

Según lo que acabamos de ver, la vitamina D podría ayudar a los pacientes de EM y de enfermedades autoinmunes en general. Al menos es lo que reportan los documentos científicos[76,77].

La pregunta que ahora nos tenemos que plantear es, ¿cómo podemos recuperar unos niveles óptimos de esta vitamina? Es una pregunta muy razonable y voy a tratar de dar una respuesta.

Te aviso ya de entrada, que lo que yo pienso sobre este tema difiere de lo que dice la corriente oficial. Yo no pienso lo mismo que muchos médicos y aquí voy a dar mi opinión. Dicho esto, también debes saber que muchos otros profesionales de la salud, sí que piensan igual o similar a lo que pienso yo. Pero no los grandes laboratorios o las recomendaciones gubernamentales en general. Tal vez sea porque tenemos intereses distintos. El mío es recuperar la salud.

[75] Xia Y, Chen H, Xiao H, Yang J, Li Z, Wang Y, Yang T, Wang B. Immune regulation mechanism of vitamin D level and IL-17/IL-17R pathway in Crohn's disease. Exp Ther Med. 2019 May;17(5):3423-3428. doi: 10.3892/etm.2019.7389. Epub 2019 Mar 13. PMID: 30988721; PMCID: PMC6447769.

[76] Dipasquale V, Lo Presti G, Milani GP, Corsello A, Agostoni C, Romano C. Vitamin D in Prevention of Autoimmune Diseases. Front Biosci (Landmark Ed). 2022 Oct 24;27(10):288. doi: 10.31083/j.fbl2710288. PMID: 36336872.

[77] Sîrbe C, Rednic S, Grama A, Pop TL. An Update on the Effects of Vitamin D on the Immune System and Autoimmune Diseases. Int J Mol Sci. 2022 Aug 29;23(17):9784. doi: 10.3390/ijms23179784. PMID: 36077185; PMCID: PMC9456003.

Para empezar, tenemos que saber que existen dos fuentes principales de vitamina D, que ya he mencionado.

La primera es la exposición al sol y la segunda es la dieta. Las voy a separar debido a que considero este tema muy importante y creo que deben abordarse con cariño.

En los cursos que he recibido sobre este tema, siempre se ha enseñado que debemos priorizar el sol a la dieta para obtener esta vitamina. No obstante, mi opinión cambia un poco, y aunque valore mucho la exposición solar, cada vez doy más importancia a la dieta. A medida que vayas leyendo, irás entendiendo el porqué.

Iremos por partes.

Obtener vitamina D del sol

Como he comentado, el sol debería ser la manera prioritaria para obtener vitamina D según muchas fuentes oficiales y muchos profesionales de la salud.

Para entender un poco el funcionamiento de la producción de esta vitamina, diremos que cuando los rayos del sol alcanzan directamente nuestra piel, en concreto la frecuencia ultravioleta B, el colesterol que tenemos en la piel se libera y pasa a la sangre.

Una vez en la sangre, viaja hasta el hígado, órgano que transforma la molécula y la vuelve a dejar en la sangre transformada. Cuando esta molécula circula de nuevo por la sangre ya como una molécula ligeramente distinta, entonces entra en el riñón donde vuelve a sufrir otra transformación más. Y es esta última transformación en el riñón, la que la convierte en una molécula de vitamina D activa[78].

Esta sería básicamente la ruta de síntesis, el proceso desde que nos da el sol en la piel, hasta que hemos terminado de fabricar esta molécula tan importante para nuestro organismo.

Si lo observamos con atención, veremos que además de la molécula activa, existen otras moléculas intermedias. Sobre esto, considero importante mencionar que se ha reportado que todas ellas pueden mantener interacción con nuestras células. Al parecer, tenemos receptores celulares para todas ellas, algo que debería indicar que todas tienen alguna utilidad en nuestro organismo. Sea cual sea esta utilidad, si hemos estado expuestos al sol durante millones de años y estas moléculas han circulado por nuestro organismo, en mi opinión, lo deberían seguir haciendo.

---

[78] Bikle DD. Vitamin D: Production, Metabolism and Mechanisms of Action. 2021 Dec 31. In: Feingold KR, Anawalt B, Blackman MR, Boyce A, Chrousos G, Corpas E, de Herder WW, Dhatariya K, Dungan K, Hofland J, Kalra S, Kaltsas G, Kapoor N, Koch C, Kopp P, Korbonits M, Kovacs CS, Kuohung W, Laferrère B, Levy M, McGee EA, McLachlan R, New M, Purnell J, Sahay R, Shah AS, Singer F, Sperling MA, Stratakis CA, Trence DL, Wilson DP, editors. Endotext [Internet]. South Dartmouth (MA): MDText.com, Inc.; 2000–. PMID: 25905172.

Debido a que la vitamina D actúa como un importante regulador de nuestro Sistema Inmunitario, pienso que cualquier persona que padezca EM debería tratar de exponer su piel al sol un ratito todos los días.

La manera en que yo creo que debemos tomar el sol difiere de las recomendaciones oficiales, por tanto, deberás consultar a un profesional de la salud. No obstante, explicaré un poco cómo es lo que pienso yo, a modo de curiosidad, pero repito, yo no soy nadie para decirte cómo tienes que tomar el sol.

Desde la perspectiva en que yo lo veo, no debemos utilizar protectores solares en cremas, geles ni este tipo de cosas, que en mi opinión son porquerías. Existen protectores solares más eficientes y menos agresivos con nuestro cuerpo.

Los dos sistemas de protección solar que yo utilizo y además combino, son el retirarme, es decir, taparme con ropa o ponerme a la sombra, y el segundo, es la melanina segregada en mi piel.

El retirarse del sol es algo evidente. Debemos conocer el tiempo que nuestro cuerpo es capaz de aguantar bajo el sol, y no excedernos. Cuando lleguemos al máximo, nos retiramos. Lo ideal es que esta exposición se haga durante todo el año, y a ser posible, todos los días. De esta manera estaríamos recuperando una relación más natural con el sol.

Lo que bajo ningún concepto debemos hacer es lo que hace tantísima gente en las sociedades modernas, no tomar el sol durante todo el año, y cuando llega el verano pasarse dos semanas seguidas bajo el sol durante 8 horas diarias. Da igual que te embadurnes con todas las cremas que quieras, te harás daño y el día de mañana puede que tengas que pagar las consecuencias. Esperemos que no ocurra, pero tomando el sol así, aumentan las probabilidades de padecer algún problema importante en la piel, un problema que te dirán que es culpa del astro rey en lugar de la manera de relacionarte con él.

Recuperar la relación que teníamos con el sol, significa perderle el miedo a la vez que respetarlo como se merece. Conocerlo de la misma manera que un montañista experimentado conoce la montaña, el clima y sus peligros.

Saber, por ejemplo, que a las 7:30h de la mañana podemos hacer una exposición de dos horas, mientras que si la hacemos a las 12:00h no deberíamos estar más de 45 minutos. Sólo es un ejemplo.

Todos deberíamos conocer los tiempos que podemos exponernos al sol sin dañarnos dependiendo de diversos factores, como la latitud geográfica en la que nos encontremos, la época del año, la hora solar y también de otro aspecto muy importante. La cantidad de melanina que tengamos en la piel.

La melanina es eso que se produce en la piel cuando nos da la luz UV-B. Tiene un color marrón oscuro, y debido a esto, nos ponemos morenos.

El color de nuestra piel es muy importante en relación con el tiempo que podemos exponernos al sol. Cuanto más oscura sea nuestra piel, más melanina tendremos y más tiempo podrá durar la exposición.

Si revisamos la documentación publicada, observaremos que los científicos reportan que la melanina es un maravilloso protector natural para nuestra piel frente a los rayos del sol[79].

Cuanta más melanina tengamos, más tiempo podremos permanecer sin quemarnos. De hecho, la melanina es, en mi opinión, el mejor protector solar con el que podemos contar. Y la manera de obtenerlo, es a base de exponernos a los rayos del sol.

Así que, según mi manera de ver este tema, debemos exponer nuestra piel al sol, un poquito todos los días y de forma progresiva en función de la tonalidad que nuestra piel vaya cogiendo. De esta manera, poco a poco irá aumentando la melanina que se vaya secretando en nuestra piel, aumentando, a la vez, el tiempo durante el cual la podemos exponer.

No obstante, como ya he avisado, yo no soy un profesional de la salud. Si uno te dice que llenes tu cuerpo de cremas, geles, aceites y porquerías varias, tú le haces caso a él, te embadurnas y disfrutas de tu día de playa o de lo que sea.

En definitiva, una manera de obtener vitamina D, es mediante la exposición de nuestra piel al sol.

Algo maravilloso que todos deberíamos incluir en nuestras vidas y que por desgracia, para muchos individuos que viven en las sociedades modernas, no se da durante todo el año.

Vitamina D, más allá del sol

La exposición solar es una buena manera de obtener vitamina D, no obstante, mi opinión ha cambiado con el tiempo y si inicialmente, era, para mí, la fuente más importante, hoy ha dejado de ser la principal vía para su obtención, debido a que pasé a dar más importancia a la alimentación.

Este cambio tiene que ver con mi manera de enfocar la salud, ya que lo hago desde una perspectiva de naturaleza. Cuando trato de entender qué puede estar detrás de enfermedades como la EM, mis conclusiones son que como factor determinante existe un desajuste evolutivo persistente en el tiempo, es decir, cambios en nuestro ambiente que afectan de alguna manera a nuestra fisiología. Esos factores ambientales que nos dicen que son inciertos, pero que forman parte de los factores necesarios para que tenga lugar la enfermedad.

El dar más importancia a la dieta que a la exposición solar, no quita en ningún momento mérito a nuestro astro rey. Lo que yo creo y que voy a tratar de justificar aquí, es que para nuestra especie, la principal fuente de vitamina D ha sido, muy probablemente y durante mucho tiempo la dieta. De ser correcta esta hipótesis, si la continuamos obteniendo a través de aquello que comemos, no solo encuentro que no sería incorrecto, sino que

---

[79] Brenner M, Hearing VJ. The protective role of melanin against UV damage in human skin. Photochem Photobiol. 2008 May-Jun;84(3):539-49. doi: 10.1111/j.1751-1097.2007.00226.x. PMID: 18435612; PMCID: PMC2671032.

sería coherente con intentar reducir el desajuste que pueda haberse producido entre nosotros y nuestro ambiente, en este caso la nutrición.

Una corrección en la dieta teniendo en cuenta la vitamina D, si lo hacemos bien, debería repercutir igualmente en muchas otras moléculas cuya ingesta también ha cambiado desde el desarrollo de la agricultura y la revolución industrial, dos periodos importantes en los que el estilo de vida de los humanos sufrió cambios muy importantes.

Para entenderlo bien, trataré de enfocar primero el problema que en mi opinión puede existir desde una perspectiva natural, si tratamos de obtener esta molécula a través de la exposición de nuestra piel al sol.

¿Podría existir algún problema si la única fuente de vitamina D fuera la exposición solar?

¿Por qué otras fuentes de vitamina D?

Trataré de transmitir los motivos por los cuáles pienso que el sol, muy probablemente, no sea la principal fuente de vitamina D para nosotros y cuál sería en mi opinión la alternativa.

Según nos reportan los científicos, hará unos 60.000 años que el Homo sapiens salió de África. Esto ocurrió durante el periodo Paleolítico a finales del Pleistoceno.

Cuando éramos paleolíticos, vivíamos en el Pleistoceno, un periodo geológico cuya duración fue de aproximadamente dos millones y medio de años. Una de las características de este periodo tan largo fueron las glaciaciones acompañadas de sus correspondientes periodos interglaciales. El último de estos periodos glaciales, la Glaciación de Würm, conocida comúnmente como la Edad de Hielo, finalizó hace unos 12.000 años. Es importante que tengamos todos muy claro que desde una perspectiva geológica, 12.000 años es muy poco tiempo, y con relación a la evolución de nuestra especie, corresponden con unas 400 generaciones aproximadamente, muy pocas para haber producido cambios importantes a través de la selección natural.

Regresando a la salida de África, todo indica que se produjo a través de la Península Arábiga aprovechando la bajada del nivel del mar. Es normal que desciendan los niveles de los mares, ya que en las glaciaciones, gran parte del agua de los océanos pasa a estar en los continentes en forma de hielo y nieve.

Nuestros antepasados pudieron entrar en esta península para llegar a Eurasia. No hay que olvidar que estábamos en plena glaciación caminando hacia el norte por las montañas.

¿Cómo crees que iríamos vestidos? ¿Con un taparrabos y una hoja? ¿Verdad que no? Ya no estábamos en la selva tropical. La habíamos cambiado por la sabana millones de años atrás. El clima de la Tierra cambió al dejar atrás el Plioceno y como consecuencia, la selva tropical fue sustituida por la sabana. Además, las temperaturas descendían a medida que nosotros avanzábamos en nuestro camino hacia el norte.

Éramos cazadores de animales grandes, lo que hacía que tuviéramos pieles. Unas pieles que provenían de la megafauna del Pleistoceno y que tapaban nuestro cuerpo con el objetivo de protegerlo del frío. Unas prendas que también nos tapaban de los rayos del sol.

Esto indicaría que muy probablemente estuviéramos exponiendo a la síntesis de vitamina D, principalmente los brazos, la cara y como mucho, una parte de las piernas.

Además, a medida que aumentábamos la latitud geográfica, recuerda que nos desplazábamos hacia el norte, los rayos del sol llegaban cada vez más inclinados teniendo menos efecto en la síntesis de vitamina D.

Otra cosa a tener en cuenta, es que a medida que íbamos caminando hacia el norte, las temperaturas irían bajando, y con ellas, las prendas de vestir deberían ir aumentando.

En este sentido, de ser correcto esto, el sol muy probablemente no podría ser una buena fuente de vitamina D para nosotros debido a que teníamos limitada la superficie de piel que exponíamos al sol, además de que sus rayos venían muy inclinados.

Por otro lado, como ya he comentado, nuestra piel segrega melanina cuando se expone al sol, una molécula que además de ponernos morenos, actúa como capa protectora. Esta capa de protección hace que cada vez necesitemos más tiempo de exposición para obtener la misma cantidad de vitamina D.

Nos guste o no, cuanto más sol tomamos, más morenos nos ponemos. Y cuanto más morenos nos ponemos, más tiempo de exposición necesitaremos para aprovechar el sol de la misma manera y fabricar la misma cantidad de esta vitamina.

Dicho con otras palabras, poco a poco, nuestra piel produce menos vitamina D.

Desde la salida de África, por tanto, nuestra exposición al sol estaba limitada a aquellas partes del cuerpo que no estaban tapadas por nuestras ropas de abrigo, y estas partes cada vez producían menos vitamina D al estar cada vez más morenas y al recibir los rayos del sol cada vez más inclinados.

No olvides que estábamos en un periodo glacial.

No existen casos documentados de raquitismo o alguna otra enfermedad vinculada con la falta de vitamina D durante ese periodo. Es más, lo que se ha reportado es que los huesos durante el Paleolítico eran fuertes y de una calidad envidiable por el hombre moderno. Comenzaron a debilitarse tras el desarrollo de la agricultura durante el periodo Neolítico, una debilidad que tras la revolución industrial llegó a alcanzar niveles alarmantes.

Para complicar todavía más la producción de vitamina D a través de la exposición solar, se sabe por análisis de ADN que la piel de nuestros ancestros que vivían en el norte de Europa durante una gran parte del

Neolítico era más bien oscura, por tanto, era muy rica en melanina. El color claro característico de los caucásicos europeos, es muy reciente[80].

Por todo esto, tiene sentido sospechar que el Homo sapiens tenía que obtener la vitamina D de otra fuente. Por lo menos una buena cantidad de su dosis.

Una fuente, a la que según las principales hipótesis, comenzamos a recurrir, antes incluso de ser humanos, cuando todavía éramos Australopitecus y nuestro hábitat era la sabana africana.

Estamos hablando de millones de años y eso son muchas generaciones.

¿Cuál podría ser esta fuente tan importante?

Vitamina D y la dieta

Los humanos hemos sido cazadores desde nuestros inicios. Nos comíamos a los animales de cabo a rabo, esto incluye todos sus órganos, que siempre han sido muy apreciados entre las poblaciones cazadoras-recolectoras. Resulta que órganos como el hígado, contienen vitamina D.

No sé si lo sabes, pero la vitamina D es liposoluble. Esto significa que se disuelve en grasa. Esta vitamina se encuentra principalmente en las partes grasas de los animales.

Resulta que nuestros antepasados amaban la grasa, al contrario de las sociedades modernas actuales que no la dejan de criminalizar día sí y día también, considerándola uno de los elementos dietéticos más diabólicos y responsabilizándola de los principales problemas de salud modernos.

Nuestros antepasados caminaban durante días para interceptar las rutas de los mamuts y poder cazarlos. Al parecer eran animales peligrosos y se defendían con bravura. Pero valía la pena.

Por tanto, al comernos esas partes tan jugosas y tan ricas, nos comíamos las vitaminas que allí estaban, entre ellas la A, K, E y cómo no, la vitamina D, cuatro vitaminas liposolubles.

Hoy sabemos que algunas especies de humanos como nuestros primos los neandertales, cazaban caballos y sólo se comían los órganos dejando el resto del animal, supuestamente porque no tenía grasa. La grasa era un alimento muy valioso y los órganos también.

Se trataba de una alimentación con una riqueza nutricional insuperable. La dieta natural de nuestra especie.

Desde que el Homo sapiens salió de África hasta el final de la última glaciación, en mi humilde opinión, nuestra principal fuente de esta vitamina, fue la dieta, no el sol. Esta vitamina la obteníamos a través de la alimentación.

---

[80] Olalde I, Allentoft ME, Sánchez-Quinto F, Santpere G, Chiang CW, DeGiorgio M, Prado-Martinez J, Rodríguez JA, Rasmussen S, Quilez J, Ramírez O, Marigorta UM, Fernández-Callejo M, Prada ME, Encinas JM, Nielsen R, Netea MG, Novembre J, Sturm RA, Sabeti P, Marquès-Bonet T, Navarro A, Willerslev E, Lalueza-Fox C. Derived immune and ancestral pigmentation alleles in a 7,000-year-old Mesolithic European. Nature. 2014 Mar 13;507(7491):225-8. doi: 10.1038/nature12960. Epub 2014 Jan 26. PMID: 24463515; PMCID: PMC4269527.

Todo apunta a que comenzamos a ser carnívoros mucho antes de salir de África, cuando éramos Australopitecus. Se han encontrado evidencias del uso de herramientas datadas en hace más de 3 millones de años, en las zonas donde vivía el Australopitecus[81]. Herramientas para obtener tuétano de los huesos de los animales muertos, es decir, grasa de la buena.

No sólo comenzamos a alimentarnos de animales ricos en nutrientes como la vitamina D, sino que además, nuestra piel durante esa época era muy oscura, lo que reducía enormemente la síntesis de esta molécula. Eso sí, hay que reconocer que estábamos en zonas ecuatoriales en los que los rayos del sol vienen con mucha fuerza.

Por otro lado, sabemos que en el norte de Europa, hace unos 3000 años (aunque parezca mucho tiempo, no lo es), nuestra piel era bastante oscura si nos comparamos con los europeos actuales. Ya había finalizado la última glaciación y habíamos entrado en el Holoceno.

Piel oscura en el norte de Europa. Si sumanos la latitud geográfica, implica poco sol y poca síntesis de esta molécula en la piel, lo que se puede interpretar como una confirmación de que nuestros antepasados debían obtener la vitamina D de otra fuente. Algo compatible con que fueran sociedades cazadoras y se alimentaran de animales.

De hecho, una de las hipótesis que justifican el blanqueamiento de la piel de los europeos es precisamente el cambio en la dieta que tuvo lugar durante el neolítico. Al incorporar las plantas se redujeron los animales con la consecuencia de que se redujo la ingesta de vitamina D pudiendo producir malformaciones óseas que podían afectar al canal del parto. Se produjo, por tanto, selección natural teniendo ventaja evolutiva los individuos con la piel más clara.

En definitiva, aunque nos dé el sol en cantidades mínimas, no existen problemas en que el abastecimiento de vitamina D, sea a través de la alimentación.

Eso sí, de comer animales, ya que lo que necesitamos es la versión D3 de esta molécula. Las plantas tienen D2, que no es lo mismo[82]. Aunque una vez en nuestro organismo pueda pasar por procesos de conversión a D3, se ha reportado que las tasas podrían ser insuficientes.

Y esta es para nuestra especie, según como yo lo veo a día de hoy, la que debería ser la fuente principal de esta vitamina, algo que no quita que una exposición al sol sea necesaria por muchos otros motivos.

---

[81] Thompson JC, McPherron SP, Bobe R, Reed D, Barr WA, Wynn JG, Marean CW, Geraads D, Alemseged Z. Taphonomy of fossils from the hominin-bearing deposits at Dikika, Ethiopia. J Hum Evol. 2015 Sep;86:112-35. doi: 10.1016/j.jhevol.2015.06.013. Epub 2015 Aug 13. PMID: 26277305.

[82] Heaney RP, Recker RR, Grote J, Horst RL, Armas LA. Vitamin D(3) is more potent than vitamin D(2) in humans. J Clin Endocrinol Metab. 2011 Mar;96(3):E447-52. doi: 10.1210/jc.2010-2230. Epub 2010 Dec 22. PMID: 21177785.

Mis estrategias

Habiendo explicado cómo pienso que deberíamos obtener la vitamina D, voy a tratar de describir las estrategias que he utilizado y sigo utilizando para no tener los niveles bajos de esta molécula.

Recuerda que mi manera de ver la salud no coincide, por lo general, con la manera oficial o como la ven la mayoría de los profesionales de la salud. Con relación a esta vitamina no sólo pienso diferente, sino que la corriente oficial puede llegar a pensar que mi manera de obtenerla, podría ser incluso contraproducente en algunos aspectos. Sabiendo esto, tú tienes que hacer solamente lo que te diga el profesional que te lleve. Lo que yo haya hecho o haga, te tiene que ser indiferente. De todas maneras, voy a explicarlo porque son muchas las personas que como yo, tampoco confían en el mainstream. Recuerda que mi interés es la salud.

Poniéndonos en situación de partida, debemos saber que trabajo en interiores y desde casa. Esto ya, por sí solo, me convierte en prototipo para tener carencia de vitamina D. Si fuera jardinero o vigilante de playas, la situación sería otra. Pero el trabajar a cubierto del sol, es un dato importante aquí.

¿Cómo he tratado de mantener correctos los niveles de esta vitamina?

Desde que he sido consciente de este tema, he combinado 3 estrategias.

Por un lado, he tratado de tomar el sol. Por lo general, la mayor parte del año intento ir a la playa un día a la semana.

Aquí es importante mencionar que no me pongo ningún tipo de protección solar. Voy cuando el sol está bajo. En verano suelo estar a las 7:30 de la mañana y si estoy blanco porque hace tiempo que no voy, estoy hasta las 10:00 aproximadamente, una hora en la que donde yo vivo, el sol ya empieza a picar. Además es cuando la playa se llena, un momento ideal para que yo me marche.

Si estoy moreno porque es una temporada en la que he tomado bastante el sol y además me encuentro a alguien, o no hace mucho calor porque está nublado, es posible que me quede algún rato más. Todo depende del clima y del color de mi piel. Evito siempre, y esto es muy importante, el quemarme. Si se me pasa el tiempo y veo que me estoy poniendo rojo, me retiro inmediatamente.

En invierno, época en la que el clima no acompaña tanto, aunque últimamente estoy muy liado y hago otras cosas, por lo general también he tratado de ir a tomar el sol aunque más al mediodía. No hay casi gente y se está muy tranquilo. Donde yo vivo, el sol viene bastante inclinado pero me llevo un libro y lo leo estando de pie, algo que hace que reciba mejor los rayos del sol.

La cuestión principal aquí, ha sido ir un poco durante todo el año. No ha sido siempre posible, pero durante muchos años he intentado ir dos horas mínimo cada semana. En verano, nunca voy dos días seguidos, ya que me gusta dejar descansar la piel. Soy caucásico y de piel clara.

También he de decir que cuando doy un paseo o salgo a la calle, trato de evitar las sombras y camino por donde da el sol. Especialmente en periodos que no son estivales. Además, si puedo, me arremango para tener más superficie de piel expuesta al sol.

Con relación a la alimentación, mi segunda estrategia, tengo que decir que mi dieta incluye bastante más vitamina D que la típica dieta occidental basura.

Durante todo el año como órganos, especialmente hígado de cordero. Además como 3 huevos cada mañana y algo de queso. Mi dieta base consiste en carne o pescado como plato único y sin guarnición. Por tanto los trozos tienen que ser grandes y generosos. Esto lo como todos los días del año.

Para picar en el caso de que tenga apetito, acostumbro a tener hígado de bacalao que lo compro en su aceite.

Además, mi dieta es muy rica en grasa animal, algo que hace que la vitamina D sea muy bien absorbida por mi organismo, recuerda que se trata de una molécula liposoluble.

A la dieta y al sol, le tenemos que sumar una tercera estrategia que tengo en cuenta, y es que de tanto en tanto tomo un suplemento de esta vitamina.

Si es invierno y no voy a ir a la playa, tomo unas gotas de 2000 UI cada una. A veces me tomo una y otras veces me tomo dos. Durante la pandemia de COVID que no nos dejaron salir a la calle durante tres meses agonizantes, me tomaba dos gotas mínimo todos los días, esto hacía un mínimo de 4000 UI en cada toma diaria, sólo del suplemento.

Mi opinión personal, es que podemos tomar algo más de esta vitamina de la que nos prescriben los profesionales. Pienso que son muy prudentes y nos prescriben los valores mínimos recomendados según las instituciones oficiales.

Como habrás observado, mi ingesta de esta vitamina no es baja. Le doy muchísima importancia y cuando acabe este verano muy probablemente volveré a comprar el suplemento de gotas para volverlas a tomar. Ando muy liado y muy probablemente no pueda ir mucho a la playa.

Muchos profesionales prescriben suplementos de toma semanal. Desde una perspectiva personal, no me gustan. Considero la vitamina D una hormona y en mi opinión deberíamos secretarla un poquito todos los días. Debido a esto, para mí, es importante que la toma sea más pequeña pero diaria en lugar de más grande pero semanal.

De todas maneras, son opiniones mías. Tú deberías tener muy claro que sólo debes hacer caso a los profesionales que te lleven. Jamás olvides que yo no soy un profesional de la salud.

Mentalízate de que la vitamina D no es una opción.

La hormona de la noche

Melatonina

La melatonina es una hormona a la que doy una importancia extrema para nuestra salud y que al mismo tiempo considero está muy perjudicada en las sociedades que siguen un estilo de vida moderno.

Lo trataré de explicar por partes aunque en primer lugar quiero que veas cuál es la relación que podría tener, al menos en mi opinión, con la EM.

Si leemos la documentación científica, observaremos que se ha reportado, que la melatonina podría actuar como protectora de las uniones estrechas celulares[83]. De ser correcto esto, ayudaría a que nuestra BHE mantenga su condición de barrera al contribuir que sus células no se separen[84].

Esto, como ya hemos comentado, ayudaría a evitar la exposición de las neuronas a las células de nuestro Sistema Inmunitario, haciendo que sea más difícil que la mielina sea atacada.

De hecho, son varias las investigaciones que concluyen que la melatonina podría actuar como protectora de la BHE y de las uniones estrechas y algunas sugieren una suplementación[85].

Este es uno, aunque no el único motivo, que en mi opinión, hace que los pacientes de EM debamos cuidar y maximizar la producción de esta hormona.

El problema es, que en las sociedades que siguen un estilo de vida moderno, la secreción de melatonina se ve enormemente reducida a causa de, cómo no, factores ambientales. Recuerda que son esos factores que dependen de nosotros y que está en nuestras manos el cambiarlos.

¿Cuáles son estos factores? ¿Qué es lo que hace que secretemos melatonina en cantidades reducidas?

Para entenderlo, debemos conocer las dos condiciones que ha puesto la naturaleza para que tenga lugar su fabricación. La melatonina recibe sobrenombres como "hormona de la noche" y "hormona del sueño" lo que nos debería dar alguna pista acerca de cuales son estas dos condiciones.

---

[83] Alluri H, Wilson RL, Anasooya Shaji C, Wiggins-Dohlvik K, Patel S, Liu Y, Peng X, Beeram MR, Davis ML, Huang JH, Tharakan B. Melatonin Preserves Blood-Brain Barrier Integrity and Permeability via Matrix Metalloproteinase-9 Inhibition. PLoS One. 2016 May 6;11(5):e0154427. doi: 10.1371/journal.pone.0154427. PMID: 27152411; PMCID: PMC4859489.

[84] Qin W, Li J, Zhu R, Gao S, Fan J, Xia M, Zhao RC, Zhang J. Melatonin protects blood-brain barrier integrity and permeability by inhibiting matrix metalloproteinase-9 via the NOTCH3/NF- κ B pathway. Aging (Albany NY). 2019 Dec 7;11(23):11391-11415. doi: 10.18632/aging.102537. Epub 2019 Dec 7. PMID: 31811815; PMCID: PMC6932927.

[85] Liu WC, Wang X, Zhang X, Chen X, Jin X. Melatonin Supplementation, a Strategy to Prevent Neurological Diseases through Maintaining Integrity of Blood Brain Barrier in Old People. Front Aging Neurosci. 2017 May 24;9:165. doi: 10.3389/fnagi.2017.00165. PMID: 28596733; PMCID: PMC5442221.

Para producirla, en primer lugar, nuestro reloj biológico debe marcar un horario nocturno. Esto es debido a que se trata de una hormona que sigue estrictamente un ritmo circadiano[86].

La segunda condición que debe cumplirse para que nuestro cuerpo pueda fabricar esta molécula, es que haya ausencia de luz azul[87]. Esta luz, no debe estar presente en nuestro ambiente ya que en contacto con nuestra retina se activa una señal que inhibe una de las enzimas que participan en su fabricación.

Debes saber que la luz azul está incluida en la luz blanca, lo que hace que prácticamente cualquier luz que se encuentra en nuestro ambiente habitual, incluya también luz de color azul aunque no la veamos de este color.

Para los humanos que viven en un entorno natural, el horario biológico coincide con el periodo en el que no recibimos la luz del sol, es decir, por la noche. La gente que sigue un estilo de vida más ancestral, duerme por la noche. Por lo tanto, en la naturaleza se dan las condiciones óptimas para segregar melatonina durante unas 12 horas aproximadamente. Horario nocturno y oscuridad.

Cuando se pone el sol, no tiene sentido tener mucha actividad. Como mucho podemos sentarnos alrededor del fuego y contar historias hasta que nos entre el sueño, momento en el que nos iremos a dormir. Al margen de la luz, que ahora entraremos un poco más en detalle ya que tiene mucho que ver con esto, una característica de vivir en estos entornos naturales es que favorecen la regularidad circadiana. Incluso sin tener relojes, o desconociendo el concepto del tiempo, los individuos que siguen un estilo de vida ancestral, son regulares para acostarse y para levantarse.

Y es esta regularidad en la luz y en la oscuridad lo que mantiene en hora nuestro reloj biológico, el núcleo supraquiasmático. Así este reloj biológico sabe cuándo es de día y cuándo es de noche.

Y como en la naturaleza cuando es por la noche no hay luz, en un entorno natural coinciden ambas condiciones. La ausencia de luz azul y el horario nocturno de nuestro reloj biológico. De esta manera se produce mucha melatonina y la BHE podría aprovecharse de su protección.

El problema es que en las sociedades occidentales modernas, ya no existe esta regularidad. Un día salimos tarde de trabajar, otro nos vamos a dormir temprano porque estamos cansados, el siguiente vemos una película hasta tarde y el fin de semana vemos siete capítulos de nuestra serie favorita o nos vamos a tomar unas copas con nuestros amigos hasta bien entrada la madrugada para el lunes volver a madrugar.

La cuestión es que ya no somos regulares, con la consecuencia de que nuestro reloj biológico no tiene muy claro qué hora es. Este reloj marca

[86] Brown GM. Light, melatonin and the sleep-wake cycle. J Psychiatry Neurosci. 1994 Nov;19(5):345-53. PMID: 7803368; PMCID: PMC1188623.

[87] Lee SI, Matsumori K, Nishimura K, Nishimura Y, Ikeda Y, Eto T, Higuchi S. Melatonin suppression and sleepiness in children exposed to blue-enriched white LED lighting at night. Physiol Rep. 2018 Dec;6(24):e13942. doi: 10.14814/phy2.13942. PMID: 30556352; PMCID: PMC6295443.

horarios diurnos cuando toca descansar. No tiene la culpa, es lo que no dejamos de indicarle. Uno de los problemas de esto es que se ve reducida la producción de esta hormona, que recuerda, sólo se fabrica cuando nuestro reloj biológico marca una hora nocturna.

Pero no contentos con esto, cuando nuestro reloj sí que marca un horario nocturno, entonces encendemos la luz. Vemos la televisión, estamos cenando con amigos, en el teatro o haciendo cualquier otra cosa pero con luz. Y esa luz, vuelve a sabotear la producción de melatonina.

Deberíamos estar produciendo melatonina durante unas 12 horas diarias aproximadamente, que es el tiempo durante el cual hay oscuridad en la naturaleza del ecuador terrestre, lugar en el que se ha desarrollado nuestra especie y hemos evolucionado. Pero en las sociedades modernas, acostumbramos a producirla, en el mejor de los casos, solamente durante unas 8 horas y suponiendo una regularidad horaria estricta, ya que 8 horas es el tiempo medio que dormimos y es el periodo durante el que tenemos la luz apagada.

Esto hace que un individuo que viva en el mundo moderno, fabrique en el mejor de los casos melatonina durante unas 4 horas menos de lo que debería. Exactamente durante las horas en las que duerme y además apaga la luz. No tenemos que olvidar que mucha gente presume de dormir sólo 6 o incluso menos horas, algo que reduciría la producción de esta hormona a la mitad de lo que su cuerpo debería producir.

Recuerda que estamos presuponiendo una regularidad circadiana estricta, algo prácticamente inexistente en el estilo de vida de las sociedades occidentales modernas, por tanto, el tiempo de producción es en realidad menor.

En definitiva, los niveles de esta hormona que parece proteger las uniones estrechas celulares, los tenemos por los suelos.

Estrategias frente a la melatonina

Las estrategias que he aplicado para trabajar este aspecto, son sin lugar a duda, las que mayor impacto han tenido en mi vida social.

Iré por partes y empezaré por la luz azul. Esta luz debe desaparecer de mi ambiente durante 12 horas todos los días y además, hacerlo exactamente a la misma hora cada día.

¿Cómo hice esto?

A las 18:00 horas mi teléfono móvil ya se pone en modo nocturno, esto reduce automáticamente todos sus tonos azules. Por otro lado, aunque a partir de esa hora es raro que encienda el ordenador, en el caso de estar encendido, ya lleva un rato que ha reducido los tonos azules gracias a una aplicación que me instalé con este propósito[88].

---

[88] F.lux. https://justgetflux.com/

Al margen de los dispositivos electrónicos, cambié las bombillas de mi casa por bombillas RGB y a las 18:00 h, apago todas las luces blancas y enciendo exclusivamente las rojas. De esta manera, estoy enviando señales a mi reloj biológico que indican que está comenzando la noche y que debe empezar la fabricación de melatonina.

Esto lo hago independientemente de la luz solar. Es prácticamente imposible vivir en el mundo moderno y hacerlo exactamente como ocurre en la naturaleza, pero modificar la iluminación, ya es un buen trabajo.

Además, cada día me voy a dormir a la misma hora, lo que implica que me levanto también a la misma hora todos los días y sin necesitar un despertador.

Cuando me levanto, que es muy temprano, enciendo una luz roja muy tenue tanto para ducharme como para vestirme. Entonces salgo de casa siendo todavía por la noche para hacer un poco de ejercicio. Es cuando ya regreso, que comienzo a encender las luces porque me preparo la comida (sí, cada día como a las 6 de la mañana).

Como podrás observar, sigo unos ritmos circadianos muy estrictos, lo que me aporta un ambiente muy regular desde la perspectiva temporal, y por tanto, mi ambiente envía unos estímulos a mi reloj biológico muy regulares también.

Evito realizar cualquier tipo de actividad física o social a partir de las 18:00 h para que mi cuerpo se vaya apagando y pueda irme a dormir a las 19:30 h sin problemas.

Socialmente es muy temprano, al menos teniendo en cuenta las costumbres socioculturales de donde yo vivo. Además me levanto a las 4:30 h. Esto ha hecho que mis relaciones sociales hayan cambiado enormemente. Hace muchos años que no acudo a una cena, y si voy a alguna comida, si se alarga mucho, simplemente me marcho.

En mi opinión, respetar los ritmos circadianos es vital para tantos aspectos de nuestra biología que se ha convertido en un aspecto que roza lo sagrado.

Al margen de todo esto que acabo de explicar, he tenido algunos problemas para dormir, ajenos a mí y con los que todavía estoy lidiando. Esto ha hecho que recurra a una ayuda, y hace unos meses que me tomo una gominola de melatonina antes de acostarme. Mi intención es que se trate de algo temporal.

Desconozco qué efecto puede tener esto para la EM, pero yo lo comento, porque muchas noches duermo mejor. Tengo que decir, que en los libros y documentos que he leído acerca de la melatonina, dicen auténticas bondades acerca de ella, pero recalcando, por lo general, que esta sea endógena, es decir, producida por nuestro propio organismo.

Aunque la podamos suplementar, siempre deberíamos priorizar la fabricación propia.

Sin entrar en detalles, considero importante mencionar que la melatonina se fabrica modificando otra molécula muy importante para nosotros llamada serotonina, algo que indica que deberíamos tener buenos niveles de esta otra molécula y para ello, deberíamos exponernos a luz de calidad durante el día.

En definitiva, la naturaleza es muy sabia y ha hecho que necesitemos luz de calidad durante el día y oscuridad de calidad durante la noche. Estas dos cosas de forma regular.

En mi opinión, todo paciente de EM debería tener en cuenta esta hormona tan maravillosa que entre otras cosas, según nos dicen, podría proteger la integridad de nuestra BHE.

Fumar

Tabaco tradicional y de vapeo

A ver, fumar es malo sólo con pensarlo. Si miras un paquete de tabaco durante unos segundos aunque sea con los ojos cerrados, algo de tu cuerpo se estropea.

Quien fuma, lo tiene que saber. Yo he sido fumador durante muchos años y era perfectamente consciente de que estaba perjudicando mi salud.

Lo siento, pero lo tenía que decir.

Ahora vayamos al tema que nos interesa, que es la EM.

El tabaco contiene muchas sustancias nocivas. Una vez me dijeron que la lista podía llenar un folio entero. No sé si es verdad, pero yo me lo creo.

Hace ya muchos años que fumar se considera un factor de riesgo para muchas enfermedades, entre ellas, la EM. Es fácil encontrar documentos que reportan una clara correlación entre personas fumadoras con pacientes de esta enfermedad. Esto de por sí, ya nos debería hacer pensar.

¿Pero qué es lo que hace el fumar que aumente las posibilidades de desarrollar una EM?

Si buscamos un poco de información, encontraremos alguna cosa que puede resultar muy interesante.

Ahora que sabes qué es la BHE y el papel que desempeña dentro de una EM, te podrá ser relevante saber que se ha reportado que la nicotina perjudica la integridad de esta barrera[89].

No es complicado encontrar documentos que apuntan hacia esta dirección, por tanto, todas las personas que padecen EM y fuman, tienen un motivo muy serio para abandonar este hábito tan dañino. Dejar de dañar la BHE para dejar de alimentar la enfermedad.

Pero la cosa no se queda aquí.

¿Qué tal si sustituimos los cigarrillos por esas cosas modernas que sacan vapor? Cada vez son más las personas que optan por sustituir los cigarrillos

[89] Hawkins BT, Abbruscato TJ, Egleton RD, Brown RC, Huber JD, Campos CR, Davis TP. Nicotine increases in vivo blood-brain barrier permeability and alters cerebral microvascular tight junction protein distribution. Brain Res. 2004 Nov 19;1027(1-2):48-58. doi: 10.1016/j.brainres.2004.08.043. PMID: 15494156.

tradicionales por esos aparatos de vapear. ¿Podría ser una solución? ¿Son los cigarrillos electrónicos menos dañinos?

Lamentándolo mucho, si eres fumador, la respuesta es que no. Siguen siendo un auténtico veneno para nosotros.

Se ha reportado que estos aparatos para vapear que supuestamente sirven como alternativa al tabaco tradicional, siguen siendo una auténtica porquería. Al menos para los pacientes de EM.

Si buscamos documentación científica acerca de las vapers, estos artilugios modernos para fumar, podremos observar que nos reportan nada más y nada menos que acaban perjudicando ¿sabes el qué?

Al parecer, este fumar moderno perjudica nuestra BHE debido a que daña sus uniones estrechas.

En un estudio se reportó que en todos los grupos que fueron analizados, se había observado una regulación a la baja de la expresión de los genes necesarios para sintetizar ocludina[90], que es una de las proteínas necesarias para fabricar estas uniones estrechas.

De la misma manera que sin ladrillos no podemos construir una casa o sin ruedas no podemos construir un coche, sin esta proteína llamada ocludina no podemos construir las uniones estrechas.

Como los biólogos son los que saben, deberíamos hacerles caso y asumir que con cada calada, disminuimos una de las piezas necesarias para fabricar estas uniones celulares que protegen a nuestro SNC y en el caso particular de la EM, a nuestra mielina.

Creo que con esta información ya debería ser suficiente para dejar de fumar en el caso de padecer esta enfermedad.

Yo comencé a fumar cuando tenía 16 años y lo dejé definitivamente cuando, si no recuerdo mal, tenía algo más de 30, después de haber realizado varios intentos.

Soy plenamente consciente de que es difícil hacerlo, pero es algo absolutamente necesario y además se puede lograr.

En mi opinión no es culpa nuestra si fumamos. Nos la metieron bien metida. Es una droga y caímos en la trampa porque los que manejan este mundo lo quisieron así.

Pero el que no tengamos la culpa de haber caído en esta trampa, no nos exime de la responsabilidad de luchar para salir de ella.

[90] Heldt NA, Seliga A, Winfield M, Gajghate S, Reichenbach N, Yu X, Rom S, Tenneti A, May D, Gregory BD, Persidsky Y. Electronic cigarette exposure disrupts blood-brain barrier integrity and promotes neuroinflammation. Brain Behav Immun. 2020 Aug;88:363-380. doi: 10.1016/j.bbi.2020.03.034. Epub 2020 Mar 31. PMID: 32243899; PMCID: PMC7899242.

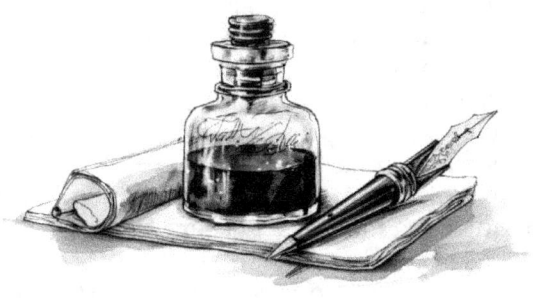

PALABRAS FINALES

Alguna cosa más

Algo más acerca de la medicación

En la introducción del libro, expliqué mi opinión acerca de la medicación.

Quiero retomar este tema brevemente, ya que conozco a varias personas que en su día tomaron la decisión de dejar de medicarse o que barajan la posibilidad de hacerlo.

Sobre esto, creo que es absolutamente vital consultar al profesional de EM que nos está llevando, ya que es la persona que conoce nuestro caso particular y la que mejor nos podrá asesorar. No deberían existir dudas al respecto.

Suponiendo que lo que se explica en este libro sobre el aumento de la permeabilidad de la BHE sea correcto, dejar la medicación para trabajar los aspectos descritos en el capítulo de alto el fuego, no debería hacerse de forma precipitada.

El hecho de trabajar en devolver una calidad óptima a nuestra BHE, no significa que se vayan a obtener resultados satisfactorios de la noche a la mañana. Es un trabajo que requiere tiempo y disciplina.

Además, trabajar en los factores ambientales a los que se ha hecho referencia en el libro, es perfectamente compatible con estar tomando medicación. Por tanto, no existe ninguna necesidad de que nos precipitemos.

En el caso de que un paciente esté pensando en dejar la medicación, considero que debería averiguar primero el estado de su BHE para saber si se ha cerrado o si continúa permeable. Tal y como enfoco yo la EM, encuentro de vital importancia que la BHE haya recuperado una permeabilidad correcta antes de tomar esta decisión.

Es entonces, en mí opinión (siempre es mi opinión, no lo olvides) que podemos empezar a plantearnos la posibilidad de que nuestro Sistema

Nervioso Central vuelva a estar protegido y ya no sea necesario inhibir a nuestro Sistema Inmunitario con medicamentos.

Para saber si nuestra BHE está cerrada, yo sólo conozco la resonancia magnética administrando un contraste intravenoso de gadolinio. Habiendo administrado este contraste en la sangre del paciente, a través de la RM se puede ver si cruza o no la BHE. Esto revelaría si tiene las puertas hacia nuestro SNC abiertas o las tiene cerradas. Administrar gadolinio tampoco es algo que deba hacerse a la ligera, ya que se ha reportado que puede permanecer en el SNC, aunque en el momento de escribir estas líneas, no he podido encontrar que se hayan reportado efectos adversos. Yo me he hecho varias resonancias con contraste y por el momento estoy bien.

Si a través de la RM observamos que el contraste ha pasado a nuestro SNC atravesando la BHE considero extremadamente riesgoso tomar la iniciativa de abandonar la medicación.

Es vital confiar en los profesionales que nos atienden. En caso de dudar o de no confiar plenamente en ellos, deberíamos buscar a otras personas para que nos atiendan. Pero siempre tenemos que contar con profesionales en los que confiemos plenamente.

Yo no confío mucho en las instituciones pero sí que confío en las personas. Si tengo dudas respecto a una intervención, le planteo a mi médico una pregunta siendo muy sincero y solicitando su opinión personal, al margen de cuál sea su obligación profesional dentro de los protocolos oficiales. Símplemente para conocer su opinión y poder valorar y tomar una decisión lo más correcta posible.

Desaconsejo totalmente abandonar a lo loco un tratamiento si este ha sido prescrito por nuestro médico. Sí que creo que es bueno cuestionar y plantear preguntas para valorar la situación.

Encuentro muy importante también como condición previa al abandono de la medicación, el haber consolidado un estilo de vida acorde a lo que he tratado de explicar en este libro. No se trata de no comer gluten durante una temporada. De lo que se trata es de tener claro que es hostil para nosotros, de que existen muchas posibilidades de que nos esté dañando lentamente, y como norma lo mantengamos siempre fuera de nuestro plato.

Encuentro también necesario consolidar un estilo de vida antiinflamatorio desde muchos otros ángulos que no he tratado en este libro y vinculados al desajuste evolutivo moderno. Existen muchísimo aspectos vinculados al estilo de vida cuyas consecuencias podemos estar infravalorando y que muy probablemente nos estén dañando lentamente.

Hay que dormir bien, dejar de fumar y de beber, dejar de comer muchas de las porquerías que comemos en las sociedades modernas y comer exclusivamente comida saludable, tener una actividad física adecuada, buscar recursos para gestionar el estrés, seguir unos ritmos circadianos correctos, debemos exponernos adecuadamente al sol, recuperar una microbiota saludable, recuperar el contacto con la naturaleza, mantener unas relaciones sociales satisfactorias y muchas otras cosas más.

Además, existen muchos otros aspectos que pueden pasar desapercibidos desde una perspectiva de salud, como poner la calefacción en invierno en lugar de abrigarnos con ropa, ducharnos con agua caliente en lugar de agua fría, utilizar jabones y geles, hacer enjuagues bucales para tener un aliento más fresco, usar ropa con tintes, utilizar gafas de sol y un sinfín de cosas que hacemos en las sociedades modernas y consideramos normales desde una perspectiva sociocultural pero que nuestros antepasados nunca hacían, lo que quiere decir, que no hemos evolucionado para hacerlas. Todas estas cosas pueden incidir directa o indirectamente en nuestra fisiología, y por tanto, en nuestra salud.

Ante la duda, nuestro estilo de vida debería ser lo más parecido a como sería en un entorno natural.

Se trata de escapar de un estilo de vida proinflamatorio para abrazar uno que sea más amigable con nosotros.

Asumir la responsabilidad

Cuando una persona piensa que existen factores determinantes para que se desarrolle una enfermedad, como es mi caso con la EM, debe buscar la manera de modificar su ambiente con el objetivo de que deje de ser perjudicial para su salud. Si considera que existen elementos ambientales que son necesarios para el desarrollo de la enfermedad y también para continuar alimentándola, esta persona debe tomar las riendas y trabajar en cambiar su estilo de vida para que resulte menos hostil.

En mi opinión, los pacientes de EM debemos asumir la responsabilidad, coger las riendas y dirigir nuestra vida por el camino menos agresivo.

Si fumamos, debemos dejar de hacerlo. Si bebemos, lo mismo. Si somos sedentarios debemos buscar la manera de movernos un poco todos los días. Si comemos porquerías para picar, deberíamos buscar alternativas más saludables.

Es muy probable que este tipo de cosas hayan contribuido a que poco a poco la enfermedad se haya instalado en nuestro cuerpo.

No se trata de buscar culpables. No nos tenemos que culpar ni a nosotros ni a nadie. Lo que tenemos que hacer es asumir la responsabilidad, que es muy diferente.

Mi madre me daba leche cuando yo soy intolerante a la lactosa, pero en aquel entonces no lo sabíamos. Nuestra sociedad y nuestra cultura ha puesto a los lácteos en un pedestal. Recuerdo pasarme la adolescencia con dolores de barriga, pero no puedo culpar a mis padres por darme leche. Ellos me daban lo que les habían enseñado que era lo mejor para mí. Pero hoy asumo yo la responsabilidad y decido no beber leche.

También quitaban la grasa de la carne y hoy es la parte que más aprecio. Es lo que les habían enseñado y lo que me enseñaron a mí. Ni mi padre ni mi madre tienen la culpa de ello.

Estuve comiendo margarina de aceite de girasol o de soja durante mucho tiempo teniendo la certeza de que era más sana que la mantequilla. No es mi culpa, me engañaron. Hoy, hace tiempo que he recuperado la mantequilla y rechazo todos los aceites de semilla.

Debemos buscar fuentes en las que confiemos. Es muy difícil, lo sé. Unos profesionales dicen unas cosas y otros las niegan diciendo otras. ¿A quién hacemos caso?

No es tarea fácil.

Yo trato de alejarme de aquellos que son financiados con publicidad. ¿Un nutricionista que promociona un producto comercial o una marca de un supermercado? ¿De verdad? Me alejo.

El negocio no debería estar en promocionar productos, sino en ayudar y atender a las personas en la consulta.

Es complicado asumir la responsabilidad, pero es una necesidad. Pero, ¿por dónde empezamos? ¿Cómo procedemos?

Ante la duda, deberíamos construir un ambiente lo más parecido a aquél con el que se ha desarrollado nuestra especie. En mi opinión, es una buena manera de lidiar con la diversidad de opiniones.

¿Verdad que nuestros antepasados no tenían cigarrillos? Pues no deberíamos fumar.

¿Consumían aceites de semilla? ¿Verdad que no? Pues nos prohibimos todos esos aceites modernos de girasol, maíz, soja, etc. Esto incluye salsas y cualquier producto elaborado que lo contenga.

¿Estaban sentados en un sofá viendo capítulos de series en lugar de dormir? Si no tenían series ni sofas, nos vamos a la cama temprano.

¿Comían carne roja? Pues tal vez no sea tan mala como nos quieren vender.

¿Acompañaban las comidas con pan? ¿Con una cerveza o una copa de vino? Pues nosotros tampoco.

¿Qué bebían cuando tenían sed? Pues nosotros lo mismo, beberemos agua.

¿Cazaban mamuts y otros animales grandes que tenían mucha grasa? Tal vez la grasa animal no sea tan mala como nos han hecho creer.

Podríamos seguir y seguir. La cuestión es que no podemos continuar haciendo las mismas cosas que hemos hecho hasta ahora.

Cambiar el ambiente es responsabilidad de cada uno de nosotros y es lo único que podemos hacer como pacientes de esta enfermedad.

Incorporar este tipo de cambios en nuestro estilo de vida puede ser determinante. No podemos vivir contra natura.

Es como estudiar, nadie lo puede hacer por ti.

Un pequeño ejercicio de imaginación

Imagina una persona que de joven pasó por una infección del virus Epstein Barr (factor infeccioso) y que tiene un HLA (factor genético) compatible con la EM.

Imagina también que lo que explico en el libro es más o menos correcto. Con sus imperfecciones, como es natural, pero que algo de cierto hay en todo lo que he explicado. Asumamos por tanto que existen una serie de factores en nuestro ambiente que favorecen que nuestra BHE pierda calidad aumentando su permeabilidad. Aceptemos por un momento que las ideas presentadas no van mal encaminadas.

Continuando con el ejercicio, visualiza ahora a esta persona cuando era adolescente, comiendo porquerías todos los días. Sus padres, con todo el cariño del mundo, le dan para merendar un bocadillo, pan con algún embutido y de postre algunas galletas o algún dulce. A veces un helado o un trozo de tarta que hace algún familiar con todo el amor del mundo.

Digo "porquerías" porque es como yo lo llamo, pero no dejan de ser alimentos perfectamente aceptados por nuestra sociedad y cultura occidental. Un bocadillo para merendar y alguna ración de galletas o dulces. Total, es joven y su cuerpo lo quemará jugando y corriendo. A veces un helado o tarta casera. Mientras sea con moderación, nos dicen que no debería haber problemas.

Imagina también que esta persona se alimenta a base de una dieta estándar occidental. Pasta, pizzas, rebozados, patatas fritas y este tipo de cosas. ¡Es joven, no le vamos a dar verdura o pescado todos los días, por favor!

Incluso en la mesa no falta ese rey, el pan, que acompaña las comidas en todas las formas que podamos imaginar. En forma de barra, como pan inglés, en forma de biscotes o en palitos. Da igual cómo venga, no deja de ser un montón de harina, generalmente de trigo, con agua y sal que ha estado durante un rato en un horno. Con azúcar en muchos países.

Además, este muchacho o muchacha ha desayunado unas tostadas con mermelada o con cualquier otra cosa similar. Tal vez sirope, chocolate o cualquier otra porquería. Quién sabe, tal vez haya desayunado un croissant o un donut. Algo nada infrecuente en muchos lugares.

Si a media mañana tiene apetito, que es lo más habitual, siempre tiene unas galletas a mano, algo para picar. Un zumo de frutas del supermercado o cualquier otra bebida azucarada, cualquier cosa que no sea agua y que entre bien. Lo habitual en una sociedad occidentalizada.

Cuando está en casa, este adolescente que estamos imaginando, se pone una película o una serie con su tablet o su ordenador. Ya no se juega en las calles ni se tienen aventuras de piratas con los amigos. Mientras ve la película se abre una bolsa de ganchitos o de patatas fritas en su punto de sal. Como eso no quita el hambre, lo complementa con unas galletas, unas magdalenas, un trozo de chocolate o una combinación de este tipo de cosas. Para beber, el agua vuelve a ser de nuevo la última opción.

Azúcar, trigo y sal. Y más azúcar, más trigo y más sal.

El adolescente que estamos imaginando crece y encuentra su primer trabajo.

Unos macarrones con tomate que son fáciles y rápidos de preparar por la noche, es lo que se lleva en un tupper al trabajo. Además es comida muy económica y va bien para ahorrar. De postre añade un postre lácteo cualquiera, un flan, una natilla o un yogur de fresa. Además, en la oficina tiene una máquina de vending que cuando hace el descanso, se compra una lata de alguna bebida azucarada y algo de bollería industrial. He trabajado durante muchos años en oficinas y puedo asegurar que las manzanas tienen muy poca salida en estas máquinas de vending mientras que las bolsas de patatas y la bollería tienen las filas vacías porque se agotan. Y ya no digamos si llevan escrito "fibra", "integral", "bajo en grasa" o "light" en el envoltorio. Es que nos la meten por todas partes.

Como ahora gana dinero, cuando sale del trabajo se toma una cerveza con los amigos para así reducir el estrés y compensar la tensión acumulada durante el día. Los fines de semana se toma un café latte capuchino con nata enorme en el centro comercial que acompaña con su trozo de tarta favorito. Un caprichito siempre viene bien.

La cuestión es que lleva alimentándose de esa manera durante décadas.

Como ha dejado de ser un adolescente, ahora sale a cenar con los amigos. Van a algún restaurante donde cenan más pan, pasta o pizza. Como el ambiente siempre es propicio, acompañan la cena con una copa de vino, que cuando se termina, se vuelve a llenar. Si no es vino lo que beben, serán un par o tres de cervezas.

Además, supongamos que de tanto en tanto le da por fumar algún cigarrillo especialmente si la noche se hace más larga de lo habitual y acaban en algún lugar para bailar.

Podemos seguir y seguir imaginando.

¿Qué podría pasar?

¿Cómo tendrá los niveles de zonulina? ¿Cómo tendrá los niveles de azúcar? ¿Cómo llevará la inflamación de bajo grado? ¿Qué posibilidades tendrá de que su población de cándida esté aumentada? ¿Y los TH17? ¿Podrá tener sobrepoblación?

Ahora, pongamos que tiene un jefe cabrón. Sí, has leído bien. Un jefe sin escrúpulos que sólo piensa en reportar números a sus superiores a costa de explotar a los subordinados. Nuestro querido joven, comienza a pasar estrés en el trabajo. De tanto en tanto llega a casa enfadado o preocupado.

Pongamos también, que debido a las preocupaciones laborales, nuestro joven amigo tiene últimamente algún problema para dormir. Le cuesta conciliar el sueño, se despierta en mitad de la noche y ya no se duerme y cosas por el estilo.

Añadamos alguna cosa más, cualquier cosa. Una relación de pareja que no acaba de funcionar, problemas con el vecino, un proyecto personal que no acaba de despegar, problemas para pagar el alquiler, la hipoteca o cualquier otra cosa que pueda causar un estrés emocional persistente en el tiempo.

Tal vez sea exactamente esta temporada de estrés, o una punta aguda que sobrepase los niveles tolerables, lo que falte para desencadenar un brote.

Una última gota que colme el vaso.

¿No crees que es una posibilidad?

Tenemos niveles de zonulina elevados porque no dejamos de comer gluten y lo llevamos haciendo durante décadas. Bebemos nuestra copita de vino diaria o nuestra cervecita también diaria, vivimos y trabajamos a cubierto del sol y nuestros niveles de vitamina D son desastrosos, fumamos, nos movemos poco porque somos sedentarios, nuestra salud metabólica es la típica de un individuo occidental moderno, es decir, un desastre.

Si encima tenemos la genética adecuada y fuimos infectados por el virus Epstein Barr, solamente nos falta un granito de arena para la gran explosión. Un granito de arena que haga que el vaso se desborde y se produzca un brote. Un granito de arena que puede venir perfectamente en forma de ese magnífico detonante llamado estrés y que es tan frecuente en nuestro mundo moderno actual.

Nuestro estilo de vida occidental moderno eleva nuestros niveles de glucosa, padecemos resistencia a la insulina, diabetes de tipo 2, obesidad en adultos y cada vez más en niños, dormimos fatal y a deshora, fumamos y bebemos.

Nos da miedo el sol hasta cuando vamos expresamente a tomarlo y entonces nos echamos cremas en la piel. Y aquellos que no toman el sol, permanecen en interiores, en casa, en la oficina o en un centro comercial. Nuestra fuente solar de vitamina D es mínima. Y ya no digamos la que aporta nuestra dieta estándar occidental. No es de extrañar que nuestros niveles de esta hormona estén por los suelos.

A todo esto deberíamos sumar todo eso que desconocemos. Hay que aceptar que la ciencia no lo sabe todo.

¿No encuentras perfectamente normal que nuestro cuerpo explote de alguna manera?

Algunas personas detonan a través de un infarto de miocardio o de un ictus, otras a través de un cáncer y otras a través de problemas de autoinmunidad como psoriasis, lupus, artritis reumatoide o EM. También es perfectamente posible que se dé una combinación de varias de estas enfermedades.

La cuestión es ir dañando poco a poco nuestro organismo y durante mucho tiempo. Unos mediante aterosclerosis, por ejemplo, y otros debilitando la BHE y construyendo un Sistema Inmunitario demasiado agresivo.

¿No crees que existe la posibilidad de que cambiando nuestro estilo de vida a uno más saludable, podríamos haber evitado el brote de EM?

Yo tengo EM secundaria progresiva. ¿No crees que existe la posibilidad de que el estilo de vida que llevo, haga que la tenga desde hace tiempo detenida y no avance? ¿No puede existir la posibilidad, por remota que sea, que haya recuperado una BHE saludable que esté impidiendo que mi mielina sea atacada? ¿Podría ser posible esto?

Dejé hace tiempo de fumar, no bebo alcohol, mi dieta es muy baja en carbohidratos, en mi día a día no como gluten ni alimentos procesados, tomo el sol, soy regular para dormir siguiendo unos ritmos circadianos muy estrictos, trato de no ser sedentario, hago ejercicio, y un largo etcétera.

Un día decidí tomar este camino, un estilo de vida paleo y en mi opinión, fue un acierto.

Sinceramente, creo que es el camino.

Palabras finales

A lo largo del libro he intentado transmitir algunos puntos que en mi opinión es fundamental que trabajemos para tratar de recuperar una BHE saludable. La idea es que una vez esté cerrada no pueda ser cruzada por las células que atacan la mielina.

Son aspectos que yo trabajo con la intención de recuperar la salud y mi intención es compartirlos. Recuerda en todo momento que yo sólo soy un paciente con unas ideas que pueden ser o no correctas.

Si te gusta leer o investigar un poco, te recomiendo que hagas tu propia investigación acerca de la BHE y la relación que tiene con la EM. Busca también qué son las uniones estrechas y cuál es su función. Comprueba qué citocinas segregan los linfocitos TH17 y qué efectos tienen las IL-17 y la IL-22 en las uniones estrechas. Revisa qué es la zonulina. Revisa también qué relación tiene con el gluten. Revisa y contrasta lo que he explicado en el libro y verás que todo tiene sentido.

La prevalencia de EM no deja de aumentar en las sociedades modernas. Además es especialmente alta en muchos de los países desarrollados, llevándose la palma países como EEUU y Canadá.

Yo estoy convencido de que estamos haciendo muchas cosas mal en las sociedades occidentales modernas. Muchas personas beben alcohol a diario. Comen gluten varias veces al día. El consumo de sodio es por lo general excesivo. El azúcar tampoco se queda corto.

Además, hay muchas otras cosas de las que no he hablado pero que tienen muchísima incidencia en nuestra salud como el gran desequilibrio bacteriano que padecemos en las sociedades modernas o la cronodisrupción circadiana.

La cuestión, es que si cogemos el toro por los cuernos, si nos enfrentamos a lo que impone nuestra cultura y nuestra sociedad, estoy seguro de que podemos detener el avance de esta enfermedad. El problema es que son muy pocas las personas que están dispuestas a ir a contracorriente de los dogmas establecidos por nuestras sociedades modernas.

Aún así, son cada vez más las personas que reportan dejar atrás enfermedades que la medicina convencional afirma no tener cura. En general, un factor común que he podido observar en ellas, es que han cambiado su estilo de vida. Cada uno lo ha hecho a su manera pero todos tienen en común que han abandonado unos cuantos aspectos modernos y han pasado a vivir con un ambiente más ancestral.

Algunas personas han cambiado la dieta, otras han pasado a hacer ejercicio, yoga o cualquier otra actividad. Han dejado de fumar, de beber y de comer comida basura. Algunas personas dan un paseo diario para que les dé el sol o se van a dormir temprano todos los días.

Cada una lo ha hecho a su manera, pero tienen en común que han mejorado de forma importante su estilo de vida.

Han sacrificado el placer de una cerveza, terminar el capítulo de su serie favorita, salir a cenar con amigos y tomar unas copas, y este tipo de cosas, para recuperar su salud. Y lo están consiguiendo.

Hay una frase que me gusta mucho que dice: Si no sacrificas algunas cosas por lo que es importante, sacrificarás lo que es importante por esas cosas.

Creo que es una frase que merece un poco de atención.

Ayúdame

Mi intención con este libro es ayudar a todas aquellas personas que puedan estar buscando formas de combatir la EM.

Para ello, comparto la manera en que yo la enfoco y los principales frentes a través de los cuales trato de combatirla.

El objetivo es que el lector pueda sacar ideas que pueda incluir en su propio camino de lucha contra la enfermedad.

Si estás leyendo el formato electrónico, seguramente te lo habrás descargado de Amazon por un precio que considero simbólico. Esto es así, porque mi intención es precisamente compartir la información, no ganar dinero. La gracia está en que entre todos podamos darle una patada en el culo a esta enfermedad.

Si te ha gustado o consideras que le puede servir de utilidad a otras personas, te agradecería que dejaras una valoración en Amazon. Cuantas más estrellas me pongas, a más gente llegará y más contento me pondré.

Si escribes una reseña también será muy bienvenida. Te ruego que lo hagas con la máxima honestidad y sinceridad para que pueda ser útil a otras personas.

Otra cosa que también puedes hacer si me quieres ayudar, es comprar el libro en formato papel que ya vale un poco más y se lo puedes regalar a alguien. Esto no sólo me ayudará a mí, sino que con suerte, la persona a la que se lo regales pueda sacar provecho de su lectura. También puedes comprarlo para ti, los libros siempre añaden valor a un hogar.

También puedes correr la voz. Si conoces alguien que padezca EM puedes hablarle del libro y decirle que lo puede encontrar en Amazon. No olvides decir que el formato electrónico se vende a un precio simbólico. Si aún así, el dinero es un obstáculo para esa persona. no dudes en hacerle una copia del tuyo. Siéntete libre de compartirlo. Desconozco las condiciones que pone Amazon, pero por mí, puedes hacer tantas copias como quieras y regalarlas.

Si todavía quieres ayudarme más y te ha gustado este libro, tienes otro que muy probablemente también te pueda gustar. Se centra en el desajuste evolutivo moderno y en ese libro explico lo que para mí son las bases de una buena salud y cómo estamos desalineados con nuestro ambiente moderno. Este otro libro se titula "Acerca del desajuste evolutivo" y también lo puedes encontrar en Amazon. Puedes echarle un vistazo y está en papel y en formato Kindle.

Es un complemento para este, en el caso de que te interese profundizar en algunos aspectos.

Es el primer libro que escribí y la información que contiene la considero muy útil para vivir un estilo de vida antiinflamatorio. Si te ha gustado este, sin duda, ese también te gustará.

Algunos temas del libro son nuestros ritmos circadianos, la microbiota, la alimentación y la luz. Todo explicado desde una perspectiva de desajuste con el ambiente.

Otra manera de ayudarme es seguirme en el canal de Youtube. El canal se llama "Paleolítico Feliz" y hablo acerca de cómo veo yo la salud. También podrás encontrar algún vídeo acerca de la EM. Últimamente cuelgo muy pocos vídeos debido a la falta de tiempo. De hecho, creo que hace más de un año que no cuelgo nada. ¡Si ves algún vídeo, dale al like!

Muchas gracias por llegar hasta el final.